Birgit Wörle
Gerhard Sattler

Ästhetische Chirurgie

Unter Mitarbeit von Axel Arlt, Birgit Buxmeyer, Thomas Hübner, Rainer Jokisch, Andreas Jung, Thomas Jung, Stefan Kalthoff und Ralph Kuner

Verlag W. Kohlhammer

Wichtiger Hinweis: Der Leser darf darauf vertrauen, dass Autoren und Verlag mit großer Sorgfalt gearbeitet und den medizinischen Wissensstand bis zur Fertigstellung dieses Buches berücksichtigt haben. Bei Angaben von Mengen muss jeder Leser sorgfältig prüfen oder prüfen lassen, dass die gegebenen Hinweise nicht von den tatsächlichen Empfehlungen abweichen. Es wird deshalb empfohlen, von jeglicher Selbstbehandlung Abstand zu nehmen und immer den Behandler des Vertrauens zu Rate zu ziehen. Jede Dosierung oder Anwendung erfolgt auf eigene Gefahr des Benutzers.

1. Auflage 2007

Umschlag: Data Images GmbH
Gesamtherstellung:
W. Kohlhammer Druckerei GmbH + Co. KG, Stuttgart
Printed in Germany

Inhalt

Vorwort

Liebe Leserinnen und Leser,

wir möchten Sie mit diesem Buch auf einen sicheren Pfad durch den Dschungel der sogenannten »Schönheitschirurgie« führen. Es soll medizinischen Laien einen Einblick in die Ästhetische Medizin und die große Vielfalt der chirurgischen und nicht chirurgischen Behandlungsarten geben. Dargestellt finden Sie das gesamte Behandlungsspektrum der Ästhetik, von der Körperformung mittels Fettabsaugung bis hin zur Glättung einzelner Falten oder Narben durch Unterspritzung. Damit Sie sich ein eigenes Bild der Verfahren machen können, werden die Voraussetzungen, die Vor- und Nachteile verschiedener Operations- und Behandlungstechniken ausführlich beschrieben, ebenso wie die realistisch zu erwartenden Ergebnisse, die möglichen Risiken und Komplikationen sowie die Kosten, die zu erwarten sind. Die besten Resultate und größtmögliche Zufriedenheit lassen sich erreichen, wenn der Patient gründlich informiert ist, keinen falschen Vorstellungen auf den Leim ging und Vertrauen zu seinem behandelnden Arzt gewonnen hat. In der Ästhetischen Medizin geht es keineswegs nur um die einzelnen Techniken: Für das Ergebnis ist nicht zuletzt die Arztwahl, d.h. die Suche nach dem »richtigen« Ansprechpartner im medizinisch-ästhetischen Bereich, entscheidend. Für den, der sich einem ästhetischen Eingriff unterziehen möchte, ist diese Wahl keineswegs einfach und soll durch diesen Ratgeber erleichtert werden.

Ausbildung, Erfahrung, Talent und ästhetisches Empfinden des behandelnden Arztes sind für die Ergebnisse ausschlaggebend, jedoch ebenso die Routine des gesamten Teams, vom Narkosearzt bis zur OP-Schwester. Die kollegiale Zusammenarbeit und Kompetenz der ästhetisch tätigen Ärzte verschiedener Fachrichtungen ermöglichen letztlich dem Patienten eine optimale Behandlung mit hervorragenden Ergebnissen. Wir hoffen, dass Ihnen dieses dermatologische, plastisch-chirurgische, gynäkologische, Hals-Nasen-Ohren-ärztliche, zahnärztliche und anästhesiologische Buch eine Art Kompass auf Ihrem Weg zu einem schönen Körper sein kann.

Wir bedauern es sehr, dass aufgrund der derzeitigen Gesetzeslage in Deutschland eine Dokumentation von ästhetisch-plastischen Operationsergebnissen anhand von Vorher- und Nachher-Abbildungen nicht gestattet ist.

Birgit Wörle und Gerhard Sattler
mit Axel Arlt, Birgit Buxmeyer, Thomas Hübner, Rainer Jokisch, Andreas und Thomas Jung, Stefan Kalthoff und Ralph Kuner

Darmstadt, im Frühjahr 2007

Verzeichnis der Autorinnen und Autoren

Dr. med. Birgit Wörle (Fachärztin für Dermatologie, Phlebologie)*
Dr. med. Gerhard Sattler (Facharzt für Dermatologie, Phlebologie)*

Dr. med. Axel Arlt (Facharzt für HNO-Heilkunde, Plastische Chirurgie)*
Dr. med. Birgit Buxmeyer (Fachärztin für Dermatologie)*
Dr. med. Thomas Hübner (Facharzt für Anästhesiologie)*
Dr. med. Rainer Jokisch (Facharzt für Dermatologie, Phlebologie)*
Dr. med. dent. Andreas Jung, MSc, MSc (Fachzahnarzt für Orale Chirurgie und Implantologie, Master of Science)#
Dr. med. dent. Thomas Jung, MSc, MSc (Fachzahnarzt für Orale Chirurgie und Implantologie, Master of Science)#
Dr. med. Stefan Kalthoff (Facharzt für Plastische Chirurgie)*
Dr. med. Ralph Kuner (Facharzt für Gynäkologie)*

* Rosenparkklinik GmbH
Klinik für Ästhetisch-operative Dermatologie und
Plastische Chirurgie
Heidelberger Landstraße 18–20, D-64297 Darmstadt
Tel.: 00 49 (0) 61 51/95 47-0
Fax: 00 49 (0) 61 51/95 47-77
Internet: www.rosenparkklinik.de
E-Mail: info@rosenparkklinik.de

\# Klinik für Zahn-, Mund- und Kieferheilkunde
City-Passage 1–6, D-64319 Pfungstadt
Tel.: 00 49 (0) 61 57/60 50
Fax: 00 49 (0) 61 57/8 66 61
Internet: www.Zahnaerzte-Jung.de
E-Mail: Praxis@Zahnaerzte-Jung.de

1 Einführung

1.1 Operationsvorbereitung

Ob es sich um eine Faltenunterspritzung oder um eine ausgedehnte ästhetische Operation handelt: Die Vorbereitung darauf umfasst immer die ähnlichen wesentlichen Punkte.

Was soll sich ändern? Als erstes ist es wichtig, sich selbst darüber klar zu werden, was als kosmetisch störend empfunden wird und was sich verändern soll. Die Details können dann im ersten persönlichen Beratungsgespräch mit dem behandelnden Arzt geklärt werden. Ein erfahrener Operateur sieht die Erscheinung seines Patienten in einem Gesamtkonzept (»Concept of Beauty«), und er bespricht die möglichen Vorgehensweisen. Er weiß, dass manche Probleme sich nur verlagern, wenn man operativ eingreift. Ein Beispiel: Der Patient denkt an eine Lidoperation, weil das Oberlid herunterhängt. Der Operateur dagegen rät zum Augenbrauenlifting oder sogar Stirnlifting, weil die herabgesunkene Braue das eigentliche Problem ist und ein Oberlidlifting am müden Gesichtsausdruck nichts verändern würde.

Zur gründlichen Vorbereitung gehört weiterhin die **Suche nach dem geeigneten Operateur**. Er muss Erfahrung haben – und zwar genau auf dem Gebiet, auf dem der Patient die Veränderung wünscht. Über ihre Erfahrung und Ausbildung geben seriöse Ärzte gerne Auskunft. Eine Nasenkorrektur beispielsweise kann nicht nur auf das Aussehen, sondern auch auf die Funktion, die Atmung, und damit auf die Gesundheit einen wesentlichen Einfluss haben. Hier sollte man sich unbedingt einem Arzt anvertrauen, der auf dem Gebiet der ästhetischen Nasenchirurgie spezialisiert ist. Sicherlich ist sich, um noch ein anderes Behandlungsbeispiel zu nennen, nicht jeder Patient bewusst: Die Dermatologen (Hautärzte) haben die Kompetenz in der Liposuktionsbehandlung. Sie haben die Fettabsaugung durch die Einführung und stetige Weiterentwicklung der Tumeszenz-Lokalanästhesie, einer besonderen Art der örtlichen Betäubung, sowie der unterschiedlichen Absaugtechniken zu einer sicheren und wenig belastenden Behandlung gemacht. Die Erfahrung in der gewünschten Operations- oder Behandlungstechnik und das ästhetische Empfinden des behandelnden Arztes sind in erster Linie für das Ergebnis ausschlaggebend, jedoch muss nicht zuletzt auch die »Chemie« stimmen, man sollte sich »gut aufgehoben« fühlen. Patientenratgeber, Internet und Fachgesellschaften bieten Informationen und Kontaktadressen (s. S. 138), an wen man sich mit einer bestimmten Fragestellung wenden sollte.

Ein wichtiger Bestandteil der Vorbereitung ist die **Planung des Termins** für den Eingriff: Wie viel Urlaub muss eingeplant werden? Wann kann die Arbeit wieder aufgenommen werden? Ab wann ist man erfahrungsgemäß wieder gesellschaftsfähig? Wie lange muss nach dem Eingriff die Sonne gemieden werden? Ist für die ersten Tage nach der Operation eine Betreuung zu Hause oder auch »nur« ein Chauffeur zu organisieren? Für einige Eingriffe ist es medizinisch ungünstig, wenn sie am Tag einer stärkeren Regelblutung stattfinden. Manche Patienten orientieren sich zeitlich auch am Mondkalender.

Welche **Maßnahmen zur gezielten Vorbereitung** auf den Eingriff notwendig sind, wird der Arzt in Einzelheiten erklären. Diese Angaben sollte man sich am besten schriftlich geben lassen. In aller Regel wird der Arzt empfehlen, Medikamente mit blutverdünnender Wirkung wie z. B. Aspirin® und andere Schmerzmittel mit Acetylsalicylsäure sowie das bei Herzkrankheiten notwendige Marcumar® einige Tage vor dem Eingriff nicht einzunehmen. Hierzu muss jedoch auch derjenige Arzt befragt werden, der das jeweilige Medikament verordnet, eventuell muss ein Ersatzpräparat, z. B. Heparin, verabreicht werden. In einigen Fällen gehört zur Vorbereitung auch eine gezielte Hautpflege, die dem Rat des Arztes entsprechend sorgfältig durchgeführt werden sollte.

Am Tag des Eingriffs hängt es von der Art der Betäubung ab, ob der Patient nüchtern kommen muss (das bedeutet: kein Essen, keine Getränke, nicht Rauchen) oder gegessen haben darf. Der Arzt klärt hierüber auf, ebenso wie über die Frage, ob der Patient einen oder mehrere Tage zur Überwachung dableiben muss oder ob er wieder nach Hause gehen kann. Hierzu wäre weiterhin zu klären, ob der Patient selbst fahren kann oder abgeholt bzw. begleitet werden muss.

Bei welchen Anzeichen der Patient den Arzt verständigen muss, wenn er zu Hause Ungewöhnliches bemerkt, wird ebenfalls im Detail besprochen. Starke Schmerzen, Rötungen oder Schwellungen sowie Kreislaufprobleme oder Atemnot müssen auf jeden Fall dazu veranlassen, den Arzt umgehend zu kontaktieren. Wichtig ist daher die telefonische Erreichbarkeit des behandelnden Arztes nach dem Eingriff.

Die jeweiligen **Maßnahmen in der Nachbehandlung** müssen dem Patienten eingehend erklärt werden. Jeder größere operative Eingriff geht mit einer erhöhten Thrombosebereitschaft einher, also der möglichen Bildung eines Blutgerinnsels z. B. in den tiefen Beinvenen, die sich bis zur Lungenembolie entwickeln kann. Daher werden vorbeugende Maßnahmen getroffen, wie z. B. die Verabreichung von Heparin-Spritzen, Bewegung und ausreichende Flüssigkeitszufuhr. Die häufig zu beobachtenden leichten Schwellungen können durch Kühlung und Hochlagern gelindert werden, das erleichtert die Heilung. Wenn Schmerzen zu erwarten sind, wird der Arzt vorbeugend ein Medikament dagegen verordnen. Die behandelten Bereiche müssen in aller Regel geschont werden, damit Haut, Unterhaut und tiefe Strukturen in Ruhe heilen können. Sport, schwere körperliche Arbeit oder auch eine sehr starke Durchblutung, z. B. während eines heißen Wannenbades oder in der Sauna, sind für einige Zeit ungünstig, ebenso wie zu große Kälte. Auch UV-Strahlen, d. h. Sonnenlicht oder Solarium, sind praktisch immer für eine gewisse Zeit zu meiden.

Der Operateur und sein Team müssen sowohl unmittelbar nach dem Eingriff als auch in den ersten Wochen danach erreichbar sein, wenn beispielsweise die Heilung nicht wie erwartet läuft. Das spricht prinzipiell gegen Behandlungen im ferneren Ausland, wobei hier zudem mögliche Probleme mit einer fremden Sprache, längere An- und Abreisen mit dem Flugzeug oder auch die veränderten Klimabedingungen bedacht werden müssen. Diese zusätzlichen Belastungen können im Heimatland vermieden werden.

1.2 Anästhesie und Sicherheit

Thomas Hübner

Die Sicherheit bei einem rein kosmetischen Eingriff kann nicht hoch genug eingeschätzt werden. Das Risiko muss hierbei minimal sein, weil ihm kein gesundheitlicher, sondern »nur« ein ästhetischer Gewinn ge-

genübersteht. Um Sicherheit zu gewährleisten, muss der Operateur gründlich ausgebildet und geübt sein, seine Ausstattung muss Sicherheitsaspekte berücksichtigen, und nicht zuletzt muss auch die Schmerzfreiheit professionell und den modernen Sicherheitsstandards entsprechend erreicht werden. Alles das sollte bedenken, wer sich einer Schönheitsoperation unterzieht. Ob ein »Schnäppchenangebot« unter diesen Aspekten angenommen werden sollte, muss der Patient seiner eigenen Sicherheit zuliebe gut abwägen und offen auch nach dieser Sicherheit fragen.

Viele Eingriffe der ästhetischen Medizin wären ohne eine Betäubung zu schmerzhaft. Deshalb ist bei »Schönheitsoperationen« auch das Thema Schmerzfreiheit (Fachbegriff: Anästhesie) wichtig. Unter die Anästhesieverfahren fallen alle Methoden, die Schmerzen durch Betäubung oder Narkose ausschalten. Bei den örtlich betäubenden Verfahren ist nur die Schmerzempfindung im Behandlungsgebiet ausgeschaltet, bei der Narkose sind Bewusstsein und Schmerzempfinden ausgeschaltet.

Welche Methode im Einzelfall am besten geeignet ist, richtet sich nach dem operativen Verfahren und nach den individuellen Besonderheiten des jeweiligen Patienten. Diese Besonderheiten bestehen beispielsweise in seinem Risiko, das mit gleichzeitig bestehenden Vorerkrankungen ansteigt und in seiner psychischen Verfassung: Ist er eher neugierig oder eher ängstlich? Will er alles mitbekommen oder lieber gar nichts, und stört es ihn auch nicht, eine Narkose »auszuschlafen«?

Ein großer Unterschied zwischen den ästhetischen Eingriffen und medizinisch notwendigen Operationen aufgrund von Krankheiten liegt in der Bewertung des Risikos. Man wagt ein etwas höheres Anästhesierisiko, wenn der Gewinn für die Gesundheit sehr hoch ist, beispielsweise also bei einer lebensrettenden Operation. Bei einem Gesunden, der sich eine ästhetische Korrektur wünscht, muss das Anästhesierisiko dagegen verschwindend klein sein, das Maß an Sicherheit dagegen maximal hoch. Deshalb sollten sich Operationswillige nicht nur für die Qualifikation des Operateurs interessieren, sondern auch für die des verantwortlichen Anästhesisten und der Ausstattung, die zu seiner Betreuung zur Verfügung steht.

1.2.1 Die Anästhesieverfahren

Allgemeinanästhesie (Vollnarkose)

Vollnarkose bedeutet, dass der Patient während des Eingriffs nicht bei Bewusstsein ist, dass er tief schläft und keinerlei Schmerzen verspürt. Bei diesem Verfahren ist in der Regel eine künstliche Beatmung notwendig. Hiervon spürt der Patient aber nichts. Vollnarkosen dürfen nur Anästhesisten durchführen.

Moderne Medikamente und moderne Überwachungstechnik sorgen dafür, dass die Vollnarkose eine hohe Sicherheit bei sehr geringen Nebenwirkungen bietet. Angst davor, während der Operation zu erwachen oder nach dem Eingriff nicht mehr aufzuwachen, ist heute unbegründet.

Neben der früher üblichen Vollnarkose, die unter anderem Narkosegase einsetzte, steht heute auch die TIVA-Methode (Total IntraVenöse Anästhesie) zur Verfügung. Hierbei werden ausschließlich Narkosemedikamente eingesetzt, die sich über die Vene verabreichen lassen. Die Vorteile: Narkosedauer und -tiefe lassen sich hiermit sehr präzise steuern. Schon kurz nach Ende der Narkose sind die Patienten ansprechbar und können selbst, natürlich in Begleitung, auf das Patienten- oder in das Ruhezimmer gehen. Bei der Gasnarkose erwacht man, vom Narkosegas abhängig, deutlich langsamer. Der Patient ist noch für einige Stunden müde und schläfrig.

Regional- oder Leitungsanästhesie

Bei der Regionalanästhesie und der Leitungs-Lokalanästhesie (Leitungs-LA) wird nur ein bestimmtes Gebiet mit einem örtlichen Betäubungsmittel schmerzunempfindlich gemacht. Dazu betäubt man entweder größere Nerven in der Nähe des Rückenmarks, oder man spritzt gezielt an weiter entfernte Nervenäste, die das Operationsgebiet versorgen. Bei der sogenannten rückenmarksnahen Regionalanästhesie unterscheidet man zwischen Spinal-, Peridural- oder Kaudalanästhesie. Spinal- und Periduralanästhesie betäuben die unteren Extremitäten. Sie wirken unterschiedlich rasch. Die Kaudalanästhesie betäubt ein kleineres Gebiet. Ins Rückenmark selbst wird niemals gespritzt. Die Schmerzfreiheit hält für zwei bis vier Stunden an.

Das Bewusstsein und die eigene Atmung bleiben bei diesen Verfahren erhalten. Selbstverständlich kann der Patient jedoch zusätzlich Medikamente zur Beruhigung über die Vene erhalten und schlafen, sodass er vom Eingriff nichts Beunruhigendes mitbekommt.

Lokalanästhesie

Bei der örtlichen Betäubung im engeren Sinne, der Oberflächen-Lokalanästhesie, wird ein Betäubungsmittel entweder in Form einer Creme, z. B. EMLA®, direkt auf die Haut aufgetragen oder als Spray auf die Schleimhaut gesprüht. Nachdem diese Mittel eingewirkt haben, können kleine Behandlungen bis 5 mm tief schmerzfrei vorgenommen werden.
Bei der Infiltrations-Lokalanästhesie (Infiltrations-LA) werden kleine Mengen eines örtlichen Betäubungsmittels fächerförmig in das zu behandelnde Gebiet, in und unter die Haut eingespritzt.
Bei der Tumeszenz-Lokalanästhesie (TLA) werden große Flüssigkeitsmengen in das Unterhautgewebe eingebracht (*tumescere,* lat: aufblasen). Der größte Anteil der Flüssigkeit entfällt hierbei auf die physiologische Kochsalzlösung, in welcher das Lokalanästhetikum in sehr niedriger Konzentration vorliegt. Mit dieser Methode lassen sich größere Körpergebiete, z. B. bei der Fettabsaugung beim wachen Patienten schmerzfrei behandeln. Nachteile dieser Methode sind die Volumenbelastung des Körpers durch die Flüssigkeit und die Verwendung von insgesamt großen Betäubungsmittelmengen, welche in Deutschland bisher nicht zugelassen sind. Die Verträglichkeit ist jedoch ausgesprochen gut, und es treten sehr selten Nebenwirkungen auf. Trotzdem müssen Kreislauf und Atmung sehr sorgfältig überwacht werden. Der Anwender dieser speziellen Form der Lokalanästhesie muss Notfallsituationen sicher beherrschen. Am sichersten ist die Durchführung der TLA unter der Anwesenheit eines Anästhesisten.

Analgosedierung (Dämmerschlaf)

Ängstliche oder im Verlauf der Operation unruhig werdende Patienten benötigen häufig eine beruhigende, angstlösende Begleitmedikation. Der Anästhesist verabreicht in diesen Fällen schlaffördernde, entspannende Medikamente in Kombination mit Schmerzmitteln über einen Venenzugang. Im Unterschied zur Vollnarkose bleibt aber die Eigenatmung erhalten, und der Patient ist zu jedem Zeitpunkt erweckbar. Auch bei dieser Methode ist eine umfassende Überwachung absolut notwendig.

1.2.2 Vorbereitung auf die Anästhesie

Wenn ein Anästhesieverfahren geplant ist, sollte jeder Patient dem Anästhesisten vorgestellt, von ihm untersucht und aufgeklärt werden. Dieser Kontakt sollte spätestens einen Tag vor dem geplanten Eingriff stattfinden. Der Patient muss sich im bestmöglichen körperlichen Zustand befinden – und ggf. in einen solchen Zustand gebracht werden –, bevor der operative Eingriff vorgenommen werden kann.

Das ist die Aufgabe des Narkosearztes (Anästhesisten)

- Er schätzt den psychischen und körperlichen Zustand ein und untersucht Herz und Kreislauf, Lunge und Atemwege, Nervensystem, Nieren- und Leberfunktion, Gerinnungssystem und Muskulatur.
- Er fragt nach Vorerkrankungen, früheren Operationen und Narkosen und schließt eine Schwangerschaft aus.
- Er schätzt das Narkoserisiko ein.
- Die erhobenen Befunde leiten ihn bei der Empfehlung des geeigneten Narkoseverfahrens. Als Richtschnur wählt der Anästhesist das Verfahren, das für den geplanten Eingriff am schonendsten und für den Patienten am besten geeignet ist.

Das sollte der Patient beachten

- Bei jeglicher Störung des Allgemeinbefindens, also beispielsweise bei Erkältungszeichen wie Husten, Halsschmerzen, Schnupfen oder Fieber, sollte der geplante Eingriff verschoben werden.
- Achten Sie darauf, dass die bei den Aufgaben des Narkosearztes genannten Punkte bei Ihnen beachtet werden.
- Fragen Sie nach der Überwachung während des operativen Eingriffs und nach der Betreuung im unmittelbaren Anschluss an die Operation. Die Überwachung sollte die Messung der Sauerstoffsättigung im Blut, der Puls- und der Atemrate, des Blutdrucks sowie die Aufzeichnung eines EKGs (Elektrokardiogramm) umfassen.
- Vergewissern Sie sich vor Einwilligen in eine Behandlung, dass mögliche Komplikationen und Notfälle schnell und erfahren behandelt werden können, ob also Notfallinstrumentarium und -medikamente zur Verfügung stehen, ob ein Notfallplan vorliegt und das Personal trainiert ist.

- Kommen Sie bei allen ambulanten Eingriffen mit Begleitung und sorgen Sie dafür, dass Sie für die ersten 24 Stunden nach dem Eingriff zu Hause betreut werden.

1.2.3 Mögliche Komplikationen der Anästhesie oder des Eingriffs

- Kreislaufstörungen (Absinken des Blutdrucks bis hin zur Bewusstlosigkeit)
- Störungen der Atmung (Luftnot bis hin zum Atemstillstand)
- Herzrhythmusstörungen (»Herzstolpern«)
- Krämpfe, hervorgerufen durch örtlich wirkende Betäubungsmittel (achten Sie bei allen örtlichen Betäubungsspritzen auf Zeichen wie Ohrenklingen, Kribbeln um die Mundregion, Metallgeschmack im Mund, Sehstörungen – sie können Vorboten von Krämpfen sein)
- Allergische Reaktionen (Juckreiz und Ausschlag bis hin zum Kreislaufschock)
- Thrombose (Bildung eines Blutgerinnsels)
- Auf eine Thrombose der tiefen Beinvenen kann selten eine Lungenembolie folgen – eine Verschleppung des Gerinnsels in die Arterien der Lunge, sodass diese verstopfen. Diesen Gefahren beugt man mit Thrombosestrümpfen, Heparin-Spritzen und möglichst frühzeitiger Bewegung nach dem Eingriff vor. Achten Sie bitte darauf, dass diese Maßnahmen getroffen werden.

Mit einer guten Vorbereitung können diese Komplikationen weitestgehend verhindert werden. In Tabelle 1.1 findet sich eine Zusammenstellung von operativen Eingriffen bzw. ästhetischen Behandlungen und den jeweils zu empfehlenden Anästhesieverfahren.

Tab. 1.1: Empfohlene Anästhesieverfahren und Überwachungsstandards für verschiedene ästhetische Behandlungen und Operationen (LA = Lokalanästhesie)

Behandlung/Operation	Anästhesieverfahren	Anwender	Überwachung
Faltenbehandlung	Infiltrations-LA oder Leitungs-LA	Behandelnder Arzt	Pflegekraft
Liposuktion	Tumeszenz-LA (TLA)	Operateur, Anästhesist	Pflegekraft, Anästhesist
Straffungsoperationen			
• **Wangen/Hals**	TLA + Vollnarkose	Anästhesist	Anästhesist
• **Stirn**	TLA + Vollnarkose	Anästhesist	Anästhesist
• **Innenbein**	TLA + Vollnarkose	Anästhesist	Anästhesist
• **Oberarm**	TLA + Vollnarkose	Anästhesist	Anästhesist
• **Bauchdecke**	Vollnarkose	Anästhesist	Anästhesist
• **Bodylift**	Vollnarkose	Anästhesist	Anästhesist
Venenoperationen	TLA oder Vollnarkose	Operateur, bei Narkose: Anästhesist	Pflegekraft, Anästhesist
Lidoperationen	Infiltrations-LA oder Vollnarkose	Operateur, bei Narkose: Anästhesist	Pflegekraft, Anästhesist
Nasen-/Ohren-operationen			
• **Nase**	Vollnarkose	Anästhesist	Anästhesist
• **Ohren**	Infiltrations-LA	Operateur	Pflegekraft
Brustoperationen			
• **Vergrößerungen**	Vollnarkose	Anästhesist	Anästhesist
• **Verkleinerungen/ Straffungen**	Vollnarkose	Anästhesist	Anästhesist

2 Faltenbehandlung ohne Skalpell

Birgit Wörle und Birgit Buxmeyer

2.1 Wie entstehen Falten?

Elastizität und Spannung der Haut nehmen über die Jahre ab, und unvermeidlich prägen sich Stirnfalten, Zornesfalten und Lachfältchen aus. Die Falten von den Nasenflügeln zu den Mundwinkeln (Nasolabialfalten), die Wangen- und die Mundwinkelfalten vertiefen sich **(s. Abb. 2.1)**. Auch das Unterhautfettgewebe, welches das Gesicht »polstert«, schrumpft und sinkt nach unten. Dadurch wirken die Wangen hohler und das Gewebe hängt nach unten, was an Hamsterbäckchen erinnert.

Die Konturen des Gesichts werden unschärfer, besonders deutlich sichtbar an der Kinnlinie, der Wangen- und Halslinie. Oberflächlich entstehen Knitterfältchen, weil die Haut auch trockener wird. Weitere Veränderungen kennzeichnen den Alterungsprozess: Pigmentverschiebungen (»Altersflecken«) und kleine erweiterte Blutgefäße.

Die Hautalterung verläuft nicht bei jedem Menschen gleich. Sie hängt von vielen Faktoren ab. Eine große Rolle spielen die Gene, denn sie sorgen dafür, dass sich in der Haut wichtige Stoffe bilden wie das faserige Kollagen, das elastische Elastin, die wasserbindende Hyaluronsäure und auch Schutzstoffe wie Enzyme, die antioxidativ wirken.

Durch die Gene vorbestimmte eher fettige, seborrhoische Haut ist dicker und neigt daher weniger zu Falten als die trockene, sebostatische Haut. Generell ist die Haut des Mannes dicker als die der Frau.

Aber nicht nur »die Gene« spielen eine Rolle für die Hautalterung, sondern wesentlich auch unsere Umwelt. Und hier haben wir selbst die Möglichkeit, der vorzeitigen Hautalterung entgegenzuwirken. An erster Stelle der vermeidbaren Umwelteinflüsse stehen Sonnenschäden durch UVA- und UVB-Strahlung. Sie bewirken die Lichtalterung, das Photoaging. Auch Rauchen spielt eine Rolle. Durch Rauchen bilden sich in der Haut sogenannte freie Radikale in größten Mengen. Diese aggressiven Sauerstoffverbindungen zerstören die elastischen und kollagenen Fasern.

Weiterhin hinterlassen Empfindungen über den mimischen Ausdruck ihre Spuren und zeichnen Falten ins Gesicht. Diese sogenannten dynamischen Falten entstehen durch bewusste oder unbewusste Anspannung der mimischen Muskulatur, denn Bindegewebe koppelt die Muskulatur an die darüberliegende Haut. Deshalb wird die Haut im Gesicht immer mitbewegt, wenn die Muskeln aktiv sind. Ein typisches Beispiel für Mimikfalten ist die »Zornesfalte« zwischen den Augenbrauen. Die Bezeichnung der einzelnen dynamischen Falten ist in **Abbildung 2.1** wiedergegeben.

Sogenannte Schlaffalten entwickeln sich im Schlaf, wenn bestimmte Hautbereiche regelmäßig über längere Zeitspannen gequetscht werden, weil man gewohnheitsmäßig immer die gleiche Schlafposition einnimmt. Schlaffalten finden sich vor allem an Stirn, Wange und Dekolleté.

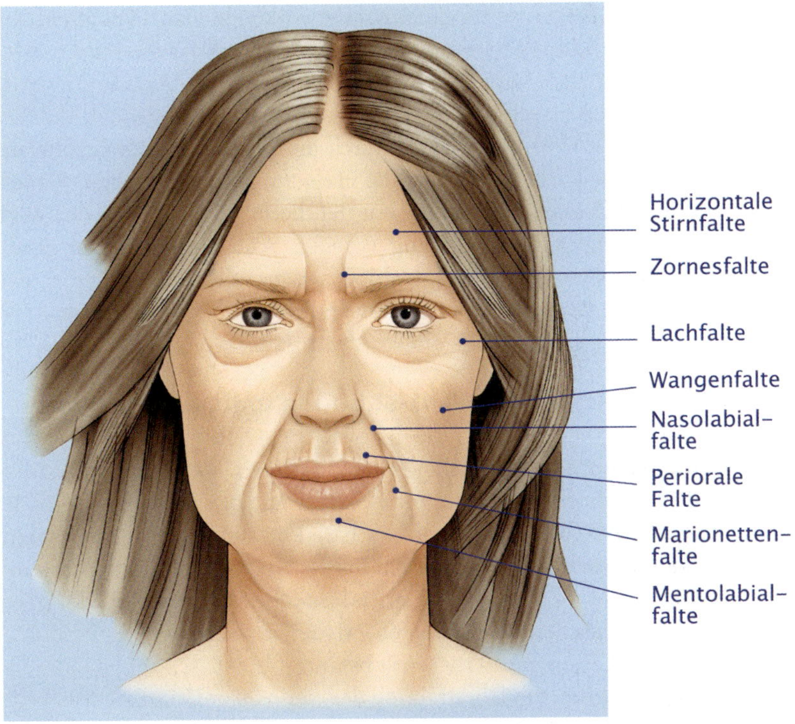

Abb. 2.1: Schematische Darstellung der Mimikfalten.

2.2 Das können Sie tun

Gegen vorzeitige Faltenbildung kann jeder aktiv etwas unternehmen. Im Grunde kennt jeder die Empfehlungen: vitaminreiche und fettarme Ernährung, regelmäßiger Sport, ausreichend Schlaf, vernünftig dosierter Stress, Verzicht auf Rauchen und übermäßigen Alkoholgenuss und ein konsequenter Lichtschutz. Nur – wer hält das schon auf Dauer durch? Unterstützend hat sich eine feuchtigkeitsspendende Hautpflege gut bewährt, die antioxidative Wirkstoffe, wie z. B. Vitamin C und E oder Liponsäure, enthält. Die Antioxidantien bremsen die Bildung der freien Radikale, die das Altern beschleunigen.

Auch die Behandlung mit Cremes oder Lotionen, die Fruchtsäure oder Vitamin-A-Säure in niedriger Konzentration enthalten, kann das Altern aufhalten. Diese Wirkstoffe lösen schonend die oberflächlichen Hornzellen ab und sorgen so für eine frischer wirkende Haut. Vor allem aber regen sie die Bildung neuer Kollagenfasern an, sodass die Haut wieder fester wird. Diese Mittel verordnet der Hautarzt, abgestimmt auf den individuellen Hauttyp.

Feuchtigkeit wird in der Haut durch die sogenannte Hyaluronsäure gebunden. Sie kann als Gel auf die Haut aufgetragen werden. Feine Knitterfältchen bessern sich optisch unter dieser Pflege. Die in der Werbung versprochene Lifting-Wirkung diverser Anti-Aging-Cremes lässt sich häufig mit dem Auge nicht nachvollziehen. Falten können nicht »weggecremt« werden, auch wenn dies nachdrücklich versichert wird.

2.3 Mimikfalten: Erste Wahl ist Botulinumtoxin A

Um mimische (dynamische) Falten zu glätten, bietet sich an erster Stelle die Behandlung mit Botulinumtoxin A an, das unter dem Handelsnamen Botox® fast noch bekannter ist. »Botox« wurde in den letzten Jahren zum festen Begriff und steht inzwischen für die Behandlung mit Botulinumtoxin A, vergleichbar mit »Tesa« für Klebestreifen oder »Tempo« für Papiertaschentuch. Aber es existieren auch weitere Produkte verschiedener Firmen mit dieser Substanz.

Sie alle schalten die Übertragung der Nervensignale an die Muskelfasern aus. Damit können sich die faltenverursachenden mimischen Muskeln nicht mehr zusammenziehen. Die darüber liegende Haut entspannt und glättet sich. Ganz besonders bei der »Zornesfalte« lassen sich erstaunliche Ergebnisse erzielen. Die Reaktionen der Mitmenschen spiegeln das entspannte Aussehen nach der Behandlung wider: »Du siehst so erholt aus – hattest Du Urlaub?«

Jeder Gesichtsmuskel kann mit Botulinumtoxin A für eine befristete Zeit gelähmt und damit »ausgeschaltet« werden (**s. Abb. 2.2**). Aber hier ist viel Erfahrung wichtig: Jeder Muskel im Gesicht hat einen Gegenspieler, und wenn man unbedacht einen Muskel ausschaltet, tritt der Muskelzug durch den Gegenspieler in den Vordergrund. Ein seriöser Behandler wird genau erklären, was das im Einzelnen bedeutet.

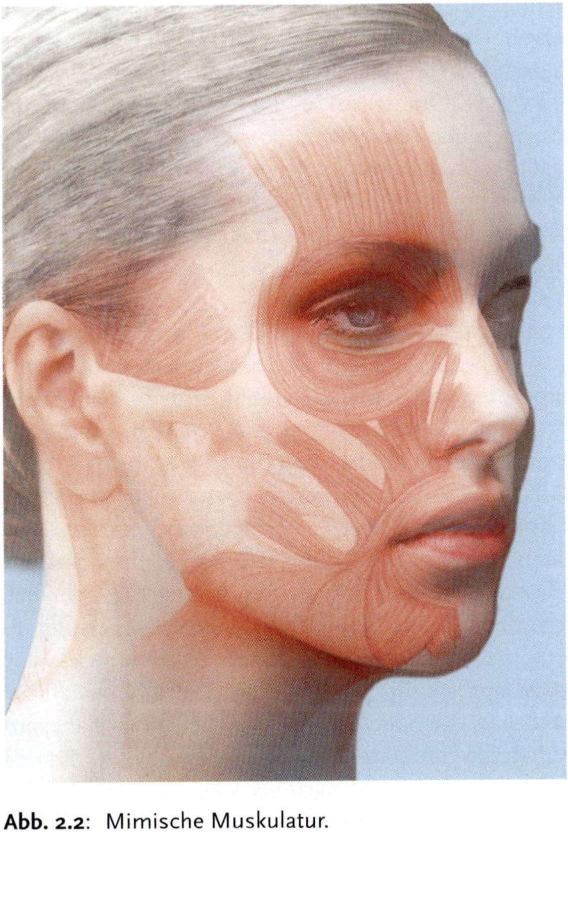

Abb. 2.2: Mimische Muskulatur.

Die Präparate: Aktuell sind vier Produkte auf dem deutschen Markt: Botox®, Vistabel®, Dysport® und Xeomin®. Die Durchstechflaschen enthalten eine Trockensubstanz, die mit steriler Kochsalzlösung aufgelöst wird. Alle Produkte enthalten Botulinumtoxin A, aber unterschiedlich in Menge, Wirkstärke und Eiweißgehalt. Die längsten Erfahrungen liegen für Botox® vor. Inzwischen wurden über 2 000 Studienergebnisse veröffentlicht. Die Nebenwirkungen können gut beurteilt werden, weil Botox® schon seit Jahrzehnten als Medikament unter anderem in der Augenheilkunde (Schielen, Lidkrampf) eingesetzt wird.

Der Wirkstoff Botulinumtoxin A entstammt der Natur: Es handelt sich um ein Gift des Bakteriums Clostridium botulinum. Der Name »botulinum« stammt aus dem Lateinischen (*botulus*, lat: die Wurst), denn die Bakterien vermehren sich in verdorbenen, nicht ausreichend konservierten Wurstkonserven. Um ein Gift handelt es sich in hohen Dosierungen, weil Botulinumtoxin A die Signale der Nerven an die Muskeln ausschaltet. Geschieht dies unkontrolliert im Rahmen einer Wurstvergiftung, so werden lebenswichtige Muskeln gelähmt.

Das für therapeutische Zwecke verwendete Botulinumtoxin A wird unter hohem sicherheitstechnischen Aufwand hergestellt. Es lässt sich sehr exakt in kleinsten Mengen dosieren, und unter dieser Voraussetzung ist es kein Gift, sondern wird als Medikament in verschiedenen medizinischen Gebieten eingesetzt.

In jüngster Vergangenheit wurden in den USA einzelne Überdosierungen auch nach Faltenbehandlungen bekannt. Sie wurden jedoch durch Produkte hervorgerufen, die den Qualitätsstandards in keiner Hinsicht entsprachen. Das zeigt, wie wichtig es ist, nur Produkte namhafter Hersteller einzusetzen und nicht am falschen Ende zu sparen.

Die Wirkung: Botulinumtoxin A verhindert, dass die Nervenenden ihren Botenstoff, das Azetylcholin, freisetzen. Deshalb wird der vom Nerv versorgte Muskel nicht aktiviert. Die darüber liegende Haut entspannt sich, denn sie kann jetzt mechanisch ruhen. Dies zeigt sich bei der Behandlung der sogenannten Krähenfüße im seitlichen Bereich der Augen deutlich – die Lachfalten glätten sich (**s. Abb. 2.3**). Die Wirkung wird nach einer Behandlung der Zornesfaltenregion sowohl bei Muskelentspannung (**s. Abb. 2.4**) als auch besonders bei Muskelanspannung (**s. Abb. 2.5**) deutlich. Die muskelentspannende Wirkung setzt innerhalb von drei bis fünf Tagen ein und ist nach etwa 14 Tagen maximal ausgebildet. Die Wirkdauer beträgt – individuell unterschiedlich – etwa vier

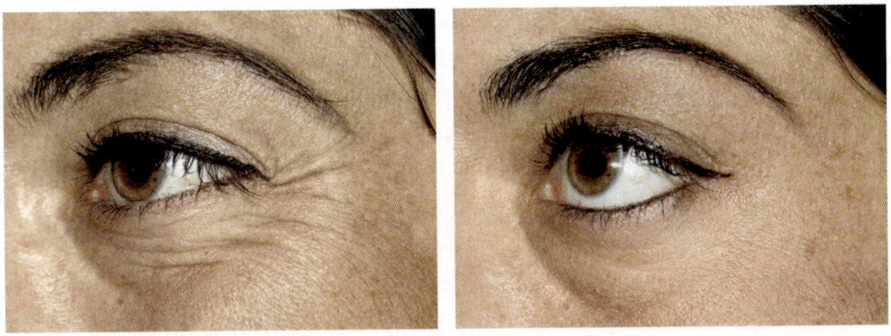

Abb. 2.3: Behandlung mit Botulinumtoxin A im Bereich der Lachfältchen. Entspannter Zustand vor (links) und 14 Tage nach der Behandlung (rechts).

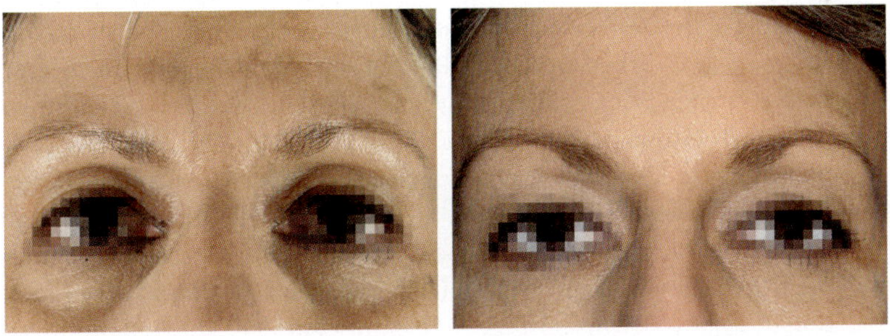

Abb. 2.4: Behandlung mit Botulinumtoxin A im Bereich der Zornesfalte. Entspannter Zustand vor (links) und 14 Tage nach der Behandlung (rechts).

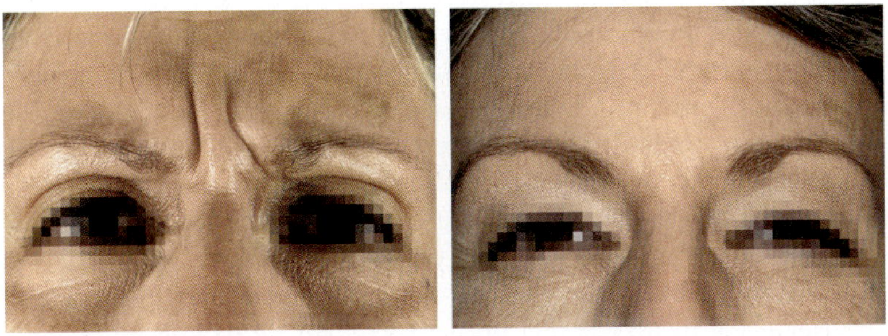

Abb. 2.5: Behandlung mit Botulinumtoxin A im Bereich der Zornesfalte. Angespannter Zustand vor (links) und 14 Tage nach der Behandlung (rechts).

Monate. Die Wirkung ist vorübergehend, weil neue Nervenendigungen nachwachsen, die wieder Impulse übertragen können. Die Behandlung sollte dann wiederholt werden. Am besten folgt die nächste Behandlung, bevor die Muskelaktivität wieder vollständig zurückgekehrt ist. Erfahrungen liegen für die Faltenbehandlung bereits über 15 Jahre vor. Sehr selten verhindern Antikörper des Patienten, dass Botulinumtoxin A seine Wirkung entfalten kann.

Zulassung in Deutschland: Als Medikament ist Botulinumtoxin A in Deutschland in der Augenheilkunde und Neurologie seit 1993 zugelassen, für die Behandlung der krankhaft vermehrten Schweißbildung (Produkt: Botox®) seit 2003. Für die ästhetische Faltenbehandlung speziell der Zornesfalte (Glabellafalte) wurde Botulinumtoxin A im März 2006, mit dem Produkt Vistabel®, nun endlich auch in Deutschland, einem der letzten europäischen Länder, zugelassen. Selbstverständlich konnten das Vorläuferprodukt Botox® und die Präparate der beiden anderen Firmen auch früher eingesetzt werden, wenn der Patient vorher gründlich aufgeklärt wurde und sein Einverständnis hierzu gab (sogenannter »off-label-use«). Die Zulassung gibt dem Anwender und dem Patienten jedoch eine zusätzliche Sicherheit. Allein im Jahr 2003 wurden in Deutschland etwa 100 000 Faltenbehandlungen mit Botulinumtoxin A vorgenommen. In den USA gab es im gleichen Jahr ca. 2,2 Millionen »Botox«-Anwendungen. Geeignet sind sie zur Behandlung, aber auch schon zur Vorbeugung von Mimikfalten an Stirn, Augen, Nase, Mund, Hals und Dekolleté.

Das erwartet den Patienten: Der Wirkstoff wird direkt in den vorgesehenen Muskel oder in bestimmten Fällen oberflächlich unter die Haut gespritzt, nachdem die Haut sorgfältig gesäubert und desinfiziert wurde. Verwendet wird eine Spritze mit sehr feiner Dosiermöglichkeit, und auch die Nadeln sind sehr fein, sodass die Injektion schmerzarm ist. Die Muskeln werden durch Injektion an mehreren Punkten ausgeschaltet. Die notwendige Menge an Botulinumtoxin A richtet sich nach der Muskelkraft bzw. -aktivität.

Gegenanzeigen: Abzulehnen ist die Botulinumtoxin A-Injektion in der Schwangerschaft und Stillzeit, bei Krankheiten der Muskeln und der Nerven (z.B. Myasthenia gravis) sowie bei Einnahme muskelentspannender Medikamente oder bestimmter Antibiotika. Bei Blutgerinnungsstörungen und Einnahme blutverdünnender Medikamente können vermehrt Blutergüsse auftreten.

Unerwünschte Begleiterscheinungen: Etwa jeder Zehnte berichtet über Kopfschmerzen in den ersten Stunden nach der Injektion – eine Migräne-Erkrankung wird hingegen meist sehr günstig beeinflusst. Sehr selten (< 3 %) können grippeartige Erscheinungen, leichtes Unwohlsein, Rötung, Schwellung oder ein Bluterguss an der Einstichstelle auftreten. Ausfallzeiten verursacht die Botulinumtoxin A-Injektion nicht. Man ist sofort wieder gesellschaftsfähig und sieht allenfalls minimal die Einstichstellen.

Das **Risiko** ist bei einem erfahrenen Arzt gering. Entscheidend ist, dass der behandelnde Arzt die Anatomie der Muskulatur im Gesicht exakt kennt und Erfahrung mit dem eingesetzten Produkt hat. Das Arzneimittel Botulinumtoxin A darf ausschließlich von Ärzten eingesetzt werden. Vor einer leichtsinnigen Behandlung im Rahmen sogenannter »Botox«-Parties wird ausdrücklich gewarnt!

Nach übertriebener Dosierung kann das Aussehen maskenhaft starr werden. Sehr selten sinken die Augenbrauen ab oder wird der Lidhebermuskel geschwächt, sodass ein Augenlid herabhängt. Bei Behandlungen um den Mund sind schiefes Lächeln, Einschränkungen beim Essen und Trinken oder Sprechstörungen möglich. In jedem Fall bilden sich diese Komplikationen vollständig zurück, meist sogar wesentlich rascher, als es der Wirkdauer der Substanz entspricht.

Bitte beachten: Bis zu 24 Stunden nach der Behandlung ist eine Massage des injizierten Bereichs ungünstig. Vorteilhaft ist dagegen, die behandelten Muskelgruppen aktiv zu bewegen. Körperliche Belastung, Sport oder Saunabesuch sind auf den nächsten Tag zu verschieben, ebenso Sonnenbäder oder Solarium.

Die **Kosten** für eine Faltenbehandlung beginnen ab ca. 250 Euro.

2.4 Tiefere Falten: Kombination mit »Fillern«

Wenn die Falten schon lange bestehen, wenn sie tief sind oder weniger durch die Mimik hervorgerufen werden, kann Botulinumtoxin A ungeeignet oder nicht ausreichend sein, um die Haut zufriedenstellend zu glätten. In diesem Fall eignet sich die Kombinationsbehandlung mit Füllmaterialien, die in die Haut eingespritzt werden. Damit können Falten, die nach der »Botox«-Behandlung noch bestehen bleiben, zusätzlich geglättet werden.

Die im Handel verfügbaren Füllsubstanzen oder »Filler« werden in zwei Gruppen eingeteilt: die einen werden vom Körper abgebaut (= sie sind resorbierbar), die anderen verbleiben dauerhaft im Körper und werden nicht abgebaut (nicht resorbierbare, permanente Filler). Weil man sich ein dauerhaftes Ergebnis wünscht, erscheinen auf den ersten Blick die nicht resorbierbaren Materialen vorteilhafter. Bei ihnen entfällt das wiederholte Nachspritzen, und das bedeutet auch geringere Kosten – aber dennoch zahlt man möglicherweise einen hohen Preis! Denn bei permanenten Füllmaterialien ist das Risiko für Komplikationen, langfristige kosmetische oder sogar medizinische Probleme, deutlich höher. Zudem passen sich permanente Filler nicht an altersbedingte Veränderungen an. Achten Sie einmal auf die »Silikon-Schlauchboot-Lippen« in der Medienwelt. Dieses Aussehen bleibt den Damen unverändert erhalten, die damit an ihrem 80. Geburtstag außerordentlich unharmonisch, eventuell sogar grotesk aussehen werden. Deshalb empfehlen seriöse Behandler ganz überwiegend resorbierbare Materialien. Sie können Fältchen, Falten und Furchen ausgleichen, die Lippen auffüllen und zur Narbenkorrektur eingesetzt werden.
Zu den resorbierbaren Materialien gehören:

- Kollagen
- Hyaluronsäure
- Poly-L-Milchsäure
- Calciumhydroxylapatit
- Eigenfett

2.4.1 Kollagen

Dieses »klassische« Material wird seit über 25 Jahren eingesetzt. Es ist ein wichtiger Bestandteil des faserigen Bindegewebes. Die Handelspräparate Zyderm® I und II sowie Zyplast® enthalten hochgereinigtes Kollagen vom Rind in unterschiedlicher Konzentration. Der Fertigspritze ist ein örtlich wirkendes Betäubungsmittel (Lidocain 0,3%) zugesetzt. Zyplast® enthält das Rinderkollagen in quervernetzter, stabilisierter Form. Seit Beginn wird das Kollagen aus Haut und Sehnen von Rindern gewonnen (geschlossene, überwachte kalifornische Rinderherden). Eine BSE-Übertragung ist bisher nicht bekannt.

Weil es sich um ein tierisches Eiweiß (Rind) handelt, ist unbedingt ein vorausgehender **Allergietest** erforderlich. Etwa einer von 25 Patienten reagiert auf die körperfremden Eiweißstoffe allergisch. Daher müssen vor einer Behandlung mit Kollagen immer zwei Haut-Tests durchgeführt werden, sechs und zwei Wochen vor dem Eingriff. Zeigt sich auch zwei Wochen nach der 2. Testung keine Reaktion, so kann die Behandlung durchgeführt werden.
Die auffüllende **Wirkung** ist sofort sichtbar. Das Ergebnis bleibt über vier bis sechs Monate erhalten und wirkt natürlich.
Das erwartet den Patienten: Die Haut wird gesäubert und desinfiziert. Eine vorausgehende Betäubung ist meistens nicht notwendig, weil die Fertigspritze neben Kollagen auch ein örtlich wirkendes Betäubungsmit-

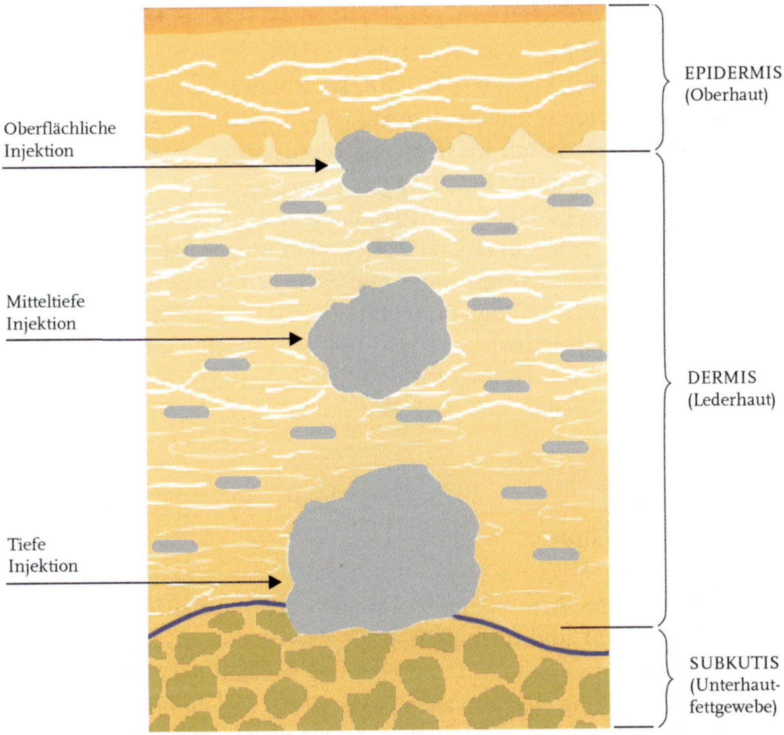

Abb. 2.6: Injektionstiefe von Füllmaterialien in die Haut.

tel enthält. An Ober- und Unterlippe kann die zusätzliche örtliche Betäubung mit einer Creme (z. B. EMLA®) oder eine Ausschaltung der Nerven (Leitungsanästhesie) von Vorteil sein. Die Auswahl des Kollagenpräparates richtet sich nach der Faltentiefe. Es wird mit feinen Kanülen in unterschiedlicher Tiefe in die Haut eingebracht (**s. Abb. 2.6**). Durch Massage verteilt sich das Produkt gut. Eine Kühlung wird nach der Behandlung als angenehm empfunden.

Gegenanzeigen: Bei Allergie gegenüber den Inhaltsstoffen, positiver Testreaktion, bekannter Lidocain-Unverträglichkeit, in Schwangerschaft und Stillzeit sowie bei Gerinnungsstörungen kommt Kollagen nicht in Frage, ebenso nicht bei akuter Herpes-simplex-Infektion (Fieberbläschen) im Behandlungsareal. Bei bekannter Herpesvorgeschichte kann eine Behandlung, auch vorbeugend, mit entsprechenden Tabletten (z. B. Valtrex®) erwogen werden, wenn die Unterspritzung im »gefährdeten« Lippenbereich geplant ist. Bei Einnahme blutverdünnender Medikamente ist das Risiko für Blutergüsse erhöht.

Unerwünschte Begleiterscheinungen: Rötung, Schwellung, kleine Blutergüsse an den Einstichstellen klingen rasch ab und können direkt nach der Behandlung mit Make-up kaschiert werden. Ausfallzeiten müssen nicht eingeplant werden.

Das **Risiko** ist gering. Eine Behandlung in der falschen Hautschicht oder das falsche Kollagenpräparat in zu großer Menge kann zu tastbaren und weißlich-sichtbaren Knötchen und Strängen in der Haut führen. Eine Knotenbildung (Fremdkörpergranulome) und allergische Reaktionen sind sehr selten, aber auch bei negativem Allergietest und komplikationslosen Vorbehandlungen möglich.

Die **Kosten** richten sich nach dem Materialverbrauch und beginnen ab 300 Euro.

2.4.2 Hyaluronsäure

Die Hyaluronsäure ist eine Zuckerkette (Polysaccharid), die in der Haut gebildet wird und ihr eine hohe Wasserbindungsfähigkeit verleiht. Jedoch nimmt die Hyaluronsäurebildung im Lauf der Jahre ab. Diese Zuckerverbindung wird von allen Wirbeltieren und einigen Bakterien völlig identisch mit der menschlichen Hyaluronsäure hergestellt. Als injizierbares Mittel gewinnt man sie aus dem Hahnenkamm oder aus Bakterienkulturen. Hier entfällt die Notwendigkeit der Allergietestung – ein Vorteil gegenüber dem Rinderkollagen, weil die Behandlung sofort beginnen kann. Durch einfache oder doppelte Quervernetzung der Hyaluronsäureketten kann das Produkt haltbarer in der Haut gemacht werden. Die quervernetzten Ketten bauen sich verzögert ab. Das Ergebnis hält bis zu neun Monaten an.

Wirkung: Durch die hohe Wasserbindungsfähigkeit wird die Haut aufgefüllt. Zusätzlich regt Hyaluronsäure den Stoffwechsel und die Bildung von Kollagen, Elastin und Hyaluronsäure im Bindegewebe an, man spricht von Bio-Revitalisierung oder Biorejuvenation.

Hyaluronsäure ist in Europa seit 1996 zugelassen, um Falten und Narben im Gesicht aufzufüllen. Dem erstzugelassenen Produkt Hylaform® folgten rasch weitere: Heute sind über 40 verschiedene Hyaluronsäure-Präparate in Europa verfügbar. Wichtig ist die Erfahrung des behandelnden Arztes mit etwa drei bis vier verschiedenen Produkten, aus denen er für die einzelnen Anwendungsgebiete das beste Produkt wählen kann.

Prinzipiell abzugrenzen sind die unvernetzten (nativen, unveränderten) Hyaluronsäure-Produkte von den quervernetzten Produkten. Die unvernetzten Präparate wie Hyal-System® oder AcHyal® dienen der Oberflächenglättung der Haut bei feinsten Knitterfältchen. Sie straffen die Haut, weil sie die körpereigene Bildung von Bindegewebsfasern und Hyaluronsäure anregen. Zur Auffüllung von Falten und Volumendefekten werden in erster Linie die einfach- und doppeltquervernetzten Hyaluronsäure-Produkte verwendet, z. B. Hydrafill® Softline oder Belotero®. Diese Präparate stehen als ganze Produktlinien in unterschiedlicher Fließfähigkeit als Fertigspritzen zur Verfügung. Damit kann der Arzt für feine, mittlere und tiefe Falten jeweils das am besten geeignete Produkt eines Herstellers wählen. Eine Auffüllung von tiefen Nasolabialfalten und von eingesunkenen Mundwinkeln ist durch Hyaluronsäure effektiv möglich (**s. Abb. 2.7**).

Anwendungsgebiete: Die unvernetzte Hyaluronsäure verteilt sich sehr gut in den obersten Hautschichten, in denen sie die körpereigene Hyaluronsäure ergänzt. Sie empfiehlt sich zur Oberflächenglättung bei feinen Knitterfältchen, zur Rejuvenation (Verjüngung) der Wangen, der Mundregion, der seitlichen Augenpartie, an Hals und Dekolleté.

Die quervernetzte Hyaluronsäure bildet ein festeres Gel und ist damit eine gute Füllsubstanz zur Behandlung feiner, mittlerer und tiefer Falten sowie zur Anhebung von Akne- oder anderen Narben.

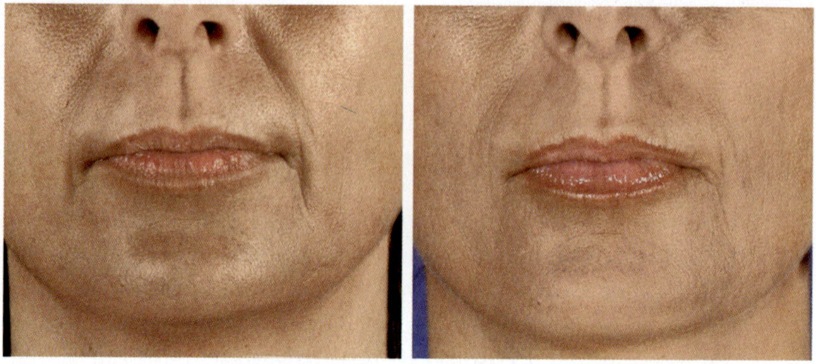

Abb. 2.7: Behandlung mit Hyaluronsäure. Befund vorher (links) und nach 14 Tagen (rechts).

Das erwartet den Patienten: Den Hyaluronsäure-Präparaten ist kein örtliches Betäubungsmittel zugesetzt. Bei der Behandlung besonders empfindlicher Regionen wie dem Mund ist eine örtliche Betäubung sinnvoll. Nach Säubern und Desinfektion der Haut folgt die Injektion mit feinen Kanülen.
Zur Oberflächenglättung und Biorevitalisierung injiziert der Arzt oberflächlich zahlreiche »Quaddeln«, sodass für Stunden oder wenige Tage ein »Streuselkuchen-Effekt« sichtbar wird. Die Aufbaubehandlung umfasst drei Injektionen im vierwöchigen Abstand. Auffrischungen folgen dann jedes Viertel- bis halbe Jahr.
Mittlere bis tiefe Falten lassen sich in einer einzigen Sitzung glätten. Das Material wird unterschiedlich tief in die Haut eingebracht (**s. Abb. 2.6**). Durch Massage verteilt sich das Material gleichmäßig. Die Behandlung wird durch Kühlung abgeschlossen. Eine erneute Injektion ist nach Abbau des Materials nach sechs bis neun Monaten erforderlich.
Gegenanzeigen sind eine bekannte Allergie gegenüber Inhaltsstoffen des Präparates, Fieberbläschen im Behandlungsgebiet, Schwangerschaft und Stillzeit. Bei Gerinnungsstörungen oder Einnahme blutverdünnender Medikamente können stärkere Blutergüsse auftreten. Patienten mit bekannter Herpesvorgeschichte sollten eventuell vorbeugend virushemmende Tabletten wie z. B. Valtrex® einnehmen.
Unerwünschte Begleiterscheinungen können sich in Form von Rötung, Schwellung oder kleinen Blutergüssen an den Einstichstellen zeigen. Sie

klingen rasch ab und können sofort mit Make-up kaschiert werden. Ausfallzeiten sind nicht zu beachten.
Das **Risiko** einer Behandlung mit Hyaluronsäure ist gering. Die Injektion in der falschen Hautschicht oder das falsche Präparat in zu großer Menge kann zu tast- und sichtbaren Knötchen und Strängen in der Haut führen. Die Entwicklung von sicht- und tastbaren Knötchen und Knoten, sogenannter Fremdkörpergranulome, sind ebenso wie allergische Reaktionen sehr selten. Selten schimmert die Substanz, meist bei zu oberflächlicher Injektion, bläulich durch die Haut.
Die **Kosten** beginnen je nach Materialverbrauch bei 300 Euro. Vor vermeintlichen Billigangeboten durch Kosmetikerinnen mit unzureichender Kompetenz und Ausbildung muss eindringlich gewarnt werden.

2.4.3 Poly-L-Milchsäure

Wenn größere Volumen gefüllt werden sollen, wenn beispielsweise eine eingefallene Wangen- oder Schläfenregion oder tiefe Falten vom Nasenflügel zum Mundwinkel »gepolstert« werden sollen, eignet sich die synthetisch hergestellte Poly-L-Milchsäure, die trotz ihrer synthetischen Herkunft vollständig abbaubar ist.
Das Handelspräparat ist seit 1999 in Europa zur Korrektur von Falten und Narben zugelassen (früher als NewFill™, jetzt als Sculptra™). Die Substanz besteht aus linksdrehenden Molekülen der Milchsäure, die zu einer langen Kette verbunden sind. Die Poly-L-Milchsäure ist mit einer Verweildauer von bis zu zwei Jahren recht lange haltbar. Ein Allergietest ist nicht notwendig.
Die Poly-L-Milchsäure baut Volumen nicht durch Verdrängung auf, sondern indem sie die Kollagenneubildung in der Haut und im darunter liegenden Fettgewebe anregt. Für die Glättung feiner Falten um Mund und Auge ist das Produkt ungeeignet.
Das erwartet den Patienten: Der Arzt bereitet die Lösung im Fläschchen mindestens zwei Stunden vor der Injektion vor. Sie kann auch ein örtlich wirkendes Betäubungsmittel enthalten. Nach Säubern und Desinfizieren der Haut injiziert der Arzt die Lösung mit Hilfe mitteldicker Kanülen und einer speziellen Technik tief in die Haut oder ins obere Fettgewebe. Anschließend muss eine gründliche Massage folgen, die direkt

nach dem Einspritzen der Arzt durchführt, in den folgenden Tagen der Patient selbst. Eine Kühlung lindert Beschwerden durch die Injektion. Ausfallzeiten sind allenfalls minimal.

Wirkung: Die injizierte Mischung liefert zwar sofort Volumen, sodass in den ersten zwei oder drei Tagen die Haut deutlich glatter wirkt, aber dann ist die enthaltene Flüssigkeit abgewandert, und die Falten erscheinen nochmals. Über die folgenden Wochen setzt die Kollagenneubildung ein. Es sind etwa zwei bis drei Behandlungen in sechs- bis achtwöchigen Abständen erforderlich. Das dadurch erzielte ästhetische Ergebnis bleibt dann jedoch über etwa zwei Jahre stabil.

Nicht geeignet ist die Methode bei Allergie gegenüber Inhaltsstoffen des Präparates oder gegenüber dem zugesetzten Lokalanästhetikum, in Schwangerschaft und Stillzeit sowie bei Gerinnungsstörungen oder Einnahme blutverdünnender Medikamente.

Unerwünschte Begleiterscheinungen wie Rötung, Schwellung und kleine Blutergüsse an den Einstichstellen klingen rasch ab und können unmittelbar nach der Behandlung mit Make-up kaschiert werden. Selten zeigen sich größere Blutergüsse oder Schwellungen. Sie können kurze Ausfallzeiten bewirken.

Die **Risiken** sind bei erfahrenen Anwendern gering. Zu oberflächliche Injektionen und das Einbringen zu großer Mengen können tast- und auch sichtbare Knötchen, Knoten und Verhärtungen hervorrufen. Bei richtiger Technik sind sie selten (1% der Patienten) und nur in der Tiefe des Gewebes tastbar. Diese Fremdkörpergranulome bilden sich langsam vollständig zurück, entsprechend der langen Haltbarkeit des injizierten Materials. Eine Behandlung z. B. durch mehrmalige Injektion von Kortison direkt in die Verhärtung beschleunigt die Rückbildung der Knoten.

Die **Kosten** beginnen je nach Materialverbrauch bei 300 Euro. Bei Verwendung eines Fläschchens Sculptra™ entstehen Kosten von etwa 600 Euro.

2.4.4 Calciumhydroxylapatit

Die vom Körper abbaubare, synthetisch hergestellte Fillersubstanz Calciumhydroxylapatit eignet sich zur Volumengabe im Gesicht und zur Anhebung mittlerer und tiefer Falten, insbesondere von Nasolabial- und Marionettenfalten. Dieser Filler ist ungeeignet zur Auffüllung feiner

Fältchen oder zur Volumenvergrößerung der Lippen. Die Wirkung ist langanhaltend über etwa zwei Jahre.

Das Handelspräparat Radiesse™ ist in Deutschland seit 2004 auf dem Markt und als CE-zertifiziertes Produkt für die Weichteilaugmentation zugelassen. Die synthetisch hergestellte Substanz besteht aus Calciumhydroxylapatit-Mikrosphären (Calcium- und Phosphationen sowie natürlichen Spurenelementen) in einem Trägergel aus Natrium-Karboxymethylzellulose, Glyzerin und sterilem Wasser. Das Präparat bewirkt eine Kollagenneubildung um die eingespritzten Mikrosphären in den tieferen Schichten der Haut. Es entsteht ein neues, verstärktes Bindegewebsgerüst.

Das erwartet den Patienten: Nach einer Desinfektion der Haut injiziert der Arzt das Unterspritzungsmaterial aus der sterilen Radiesse™-Fertigspritze mittels spezieller Technik und mitteldicker Kanülen in die tiefen Schichten der Haut. Das Material wird abschließend durch den Arzt gleichmäßig einmassiert. Kühlung der behandelten Bereiche lindert die Beschwerden. Ausfallzeiten sind mit einigen Stunden nach der Behandlung als gering einzuschätzen.

Wirkung: Das gewünschte Ergebnis kann meist sofort mit einer Behandlung, oder mit einer Nachinjektion nach mehreren Wochen erreicht werden. Das Trägergel wird zwar relativ rasch abgebaut, aber die langfristige Volumenwirkung mit Kollagenaufbau durch die Fillersubstanz bewirkt danach den Ausgleich. Das ästhetische Ergebnis bleibt über etwa zwei Jahre stabil. Die Calciumhydroxylapatit-Mikrosphären werden vollständig zu Calcium- und Phosphationen im Gewebe abgebaut.

Nicht geeignet ist die Methode bei Allergie gegenüber Inhaltsstoffen des Präparates, während der Schwangerschaft oder Stillzeit sowie bei Einnahme blutverdünnender Medikamente oder Gerinnungsstörungen.

Unerwünschte Begleiterscheinungen wie Rötung, Schwellung und kleine Blutergüsse an den Einstichstellen klingen rasch ab und können unmittelbar nach der Behandlung mit Make-up kaschiert werden. Selten zeigen sich größere Blutergüsse oder Schwellungen. Sie können kurze Ausfallzeiten bewirken.

Die **Risiken** sind bei erfahrenen Anwendern gering. Zu oberflächliche Injektionen und das Einbringen zu großer Mengen können tast- und auch sichtbare Verhärtungen hervorrufen. Die Entstehung von Knoten, sogenannter Fremdkörpergranulome, wurde bisher nicht beobachtet.

Der Beobachtungszeitraum ist bei diesem »jungen« Präparat allerdings noch relativ kurz.
Die **Kosten** beginnen je nach Materialverbrauch bei 600 Euro.

2.4.5 Eigenfett

Für größere Volumenauffüllungen im Gesicht eignet sich das Eigenfett. Dieses Material ist am besten verträglich, weil es vom Patienten selbst kommt. Das Ergebnis hält nach mehrfacher Injektion über Jahre an, aber auch dieses Material wird schließlich abgebaut. Gewonnen wird das Eigenfett durch Absaugung aus kosmetisch störenden Fettpölsterchen, die der Arzt zuvor mit einer Betäubungslösung (Tumeszenz-Lokalanästhesie) vorbereitet hat. Voraussetzungen sind ein relativ gesunder Patient und zumindest kleine »Pölsterchen«. Der Entnahmevorgang wird im Kapitel 6 »Eine schöne Silhouette« (s. S. 71) beschrieben. Das gewonnene Fett kann sofort aufbereitet und anschließend für die Injektion verwendet werden. Weiteres Material wird in sterilen Spritzen, mit Namensschild des jeweiligen Patienten, bei mindestens –28 Grad Celsius tiefgefroren und steht für kommende Behandlungen bereit.
Ein Allergietest ist nicht erforderlich. Die Falten werden durch das eingebrachte Fettgewebe geglättet, aber auch dadurch, dass die Transplantation die Kollagenbildung im Gewebe anregt. Mit Eigenfett lässt sich ideal Volumen im Bereich von Schläfen, Jochbogenregion, Wangen, Mundwinkeln und Kinn vermehren. Tiefere Falten in der Kinn-Mund-Nasenregion lassen sich damit unkompliziert auffüllen, ebenso wie tiefliegende dunkle Augenringe. Für die Behandlung feiner Falten ist es zu grob.
Das erwartet den Patienten: Beim klassischen »Lipofilling« wird das Fett mittels scharfer Kanülen nach örtlicher Betäubung fächerförmig und in mehreren Schichten ins Fettgewebe eingespritzt. Bei der sogenannten FAMI-Technik (*Facial Autograft Muscle Injection*) wird das Fettgewebe über stumpfe, gebogene Kanülen mit seitlicher Öffnung tief ins Fettgewebe entlang der Gesichtsmuskulatur eingebracht. Das Gewebe wird teilweise mit Hilfe der stumpfen Kanülen aufgelockert. Bei dieser Technik benötigt der Patient eine Analgosedierung, also eine Schmerzbehandlung, für die der Patient kurz über einen venösen Zugang ein Schmerz- und Beruhigungsmittel erhält. Auch große Volumendefekte können schonend aufgefüllt und das Gesicht neu konturiert werden. Ab-

schließend massiert der Arzt die behandelten Bereiche. Cold-Packs verhindern ein übermäßiges Anschwellen. Bei diesem ambulanten Eingriff kann der Patient nach einer Ruhephase selbst mit dem Fahrzeug nach Hause fahren.

Wirkung: Der unmittelbare Volumeneffekt geht innerhalb von wenigen Wochen wieder leicht zurück. Flüssigkeit wird resorbiert, die Fettzellen gehen teilweise zugrunde und veranlassen dadurch das Bindegewebe, vermehrt Kollagenfasern zu bilden. Eine längerfristige Wirkung im Sinne eines Gewebeaufbaus ist bei etwa zwei- bis dreimal wiederholter Behandlung im Abstand von ca. vier bis sechs Wochen zu erwarten. Teilweise erweisen sich Behandlungsergebnisse mit Eigenfett über Jahre als stabil. In **Abbildung 2.8** wird das Behandlungsergebnis vor und nach drei Injektionen in vier- bis sechswöchigen Abständen und sechs Monate nach der ersten Injektion von Eigenfett in FAMI-Technik im Bereich von Nasolabialfalte, Oberlippe und Mundwinkel gezeigt. Der Ausgleich der Asymmetrie ist gelungen.

Nicht geeignet ist die Auffüllung mit Eigenfett bei Patienten mit internistischen Vorerkrankungen und zu geringem Eigenfettdepot, in der Schwangerschaft und Stillzeit sowie bei Gerinnungsstörungen oder Einnahme blutverdünnender Medikamente (Aspirin®, Marcumar® und andere).

Unerwünschte Begleiterscheinungen wie Schwellungen und Blutergüsse nach der Behandlung können zu Ausfallzeiten von wenigen Tagen führen und müssen eingeplant werden.

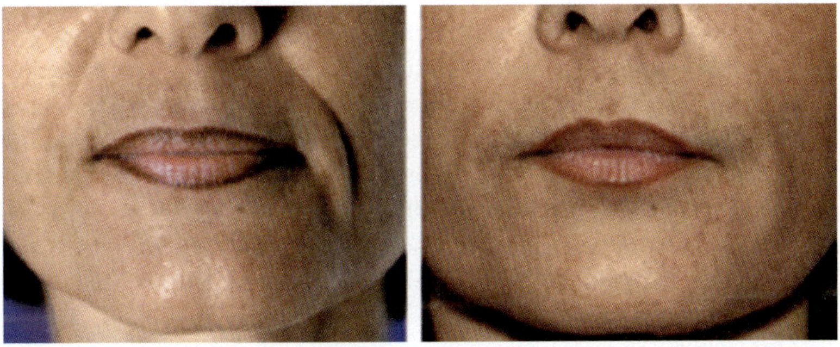

Abb. 2.8: Behandlung mit Eigenfett. Befund vorher (links) und nach 6 Monaten/3 Injektionen (rechts).

Risiken: Infektionen, Granulom-(Knötchen-) und Zystenbildung sind nach einer Eigenfettinjektion sehr selten. Verschleppte Fettgewebspartikel können eine Arterie verstopfen (Fettembolie), aber dieses Risiko ist insbesondere bei Verwendung stumpfer Kanülen nur sehr klein.
Kosten: Die Eigenfettgewinnung zur mehrfachen Injektion beginnt bei etwa 2 000 Euro. Die einzelnen Eigenfettinjektionen im Gesicht kosten 100–400 Euro, je nach angewandter Technik und Größe der Behandlungsareale.

2.5 Nicht resorbierbare Injektionsmaterialien

Von einer Faltenbehandlung oder Lippenvergrößerung mit permanenten Unterspritzungsmaterialien kann grundsätzlich nur abgeraten werden. Es handelt sich beispielsweise um nicht resorbierbare Acrylatverbindungen. Diese Kunststoffpartikel sind in abbaubare Träger oder Gleitsubstanzen wie Kollagen (Artecoll®, Arteplast®) oder Hyaluronsäure (Dermalive®, Dermadeep®) eingebettet. Aquamid® besteht zwar zum Großteil aus einem Hydrogel mit 97,5% Wasseranteil, der eigentliche Wirkstoff Polyacrylamid ist jedoch nicht resorbierbar. Bioinblue® enthält Polyvinylalkohol, und Bioalcamid® enthält Polyalkylimid. Das als Silikon bekannte Polymethylsiloxan wird als PMS 350® und Bioplastique® vertrieben. Diese Aufzählung erhebt keinen Anspruch auf Vollständigkeit. Es sind noch weitaus mehr dieser permanenten Filler auf dem Markt.
Unverhältnismäßig hoch ist das Risiko von Nebenwirkungen und Komplikationen, die auch noch nach Jahren auftreten können: eitrige Entzündungen, Abszesse, Abstoßungen, Wanderung des Materials im Körper und Knotenbildungen lautet die Liste. Diese Langzeitnebenwirkungen beruhen darauf, dass der Körper versucht, das Fremdmaterial abzubauen; dies gelingt ihm aber nicht. Sollen die Materialien dann entfernt werden, ist das chirurgisch oft extrem schwierig, weil die Teilchen im Gewebe verteilt sind. Unschöne Narben bleiben von einem solchen Versuch in der Regel zurück. Aber selbst, wenn solche Probleme nicht auftreten, wirken Auffüllungen mit nicht resorbierbaren Fillern auf lange Sicht oft unharmonisch, weil sie die allmähliche Veränderung der Gesichtszüge nicht mitmachen und teils deutlich bei der Mimik hervortreten.

Wichtig: Informieren Sie sich genau, welches Produkt zur Behandlung verwendet werden soll und welche Inhaltsstoffe enthalten sind. Fragen Sie gezielt nach, ob es sich um einen resorbierbaren oder nicht resorbierbaren Filler handelt (es gibt auch Kombinationen!). Lassen Sie sich Firmenprospekte zeigen und ein Merkblatt aushändigen. Leider wissen viele Patienten schon rasch nicht mehr, welches Präparat verwendet wurde. Ein Firmenprospekt kann eine Gedächtnisstütze sein und ist bei Problemen sehr hilfreich.
Auch die **festen Implantate** passen sich dem weiteren Alterungsprozess nicht an. Relativ selten werden runde oder ovale Fäden aus Polytetrafluorethylen (Gore-Tex®, SoftForm®) eingesetzt, um Nasolabial- oder »Zornesfalten« permanent anzuheben. Die Reaktion des Bindegewebes auf den Fremdkörper und der Faden selbst heben die Faltenregion an. Feste Implantate werden häufiger zur Lippenvergrößerung eingebracht. Viele Patienten spüren zumindest anfangs das Implantat als Fremdkörper. Auch hier können noch Jahre später Knötchen, Entzündungen und Abstoßungen auftreten. Allerdings kann ein Faden, anders als die permanenten Injektionsmaterialien, relativ einfach komplett entfernt werden.

2.6 Subzision

Falten werden bei jeder mimischen Bewegung durch Bindegewebszüge in die Tiefe gezogen. Dieser Zug verstärkt die Falte im Verlauf von Jahren. Handelt es sich um eine sehr markante, tief eingezogene Falte, z. B. nasolabial, so kann man solche Bindegewebsstränge durch die sogenannte **Subzision** lösen. In örtlicher Betäubung geht man am Endpunkt der Falte mit einer scharf geschliffenen Kanüle durch die Haut tief ein. Mit scheibenwischerartigen Bewegungen durchtrennt man das Gewebe unterhalb der gesamten Faltenlänge und schneidet so die Bindegewebszüge durch. Dadurch hebt sich die Falte, und das Gewebe lockert sich. Der Heilungsverlauf zeigt, ob der erreichte Effekt genügt oder ob die Kombination mit einem Filler oder Eigenfett das Ergebnis noch optimiert. Am besten ist die Subzision bei tiefen Nasolabial- oder Marionettenfalten geeignet. Der Eingriff ist ambulant durchführbar. Schwellungen und Hämatome sind allerdings häufig, sodass man mit Ausfallzeiten von einigen Tagen rechnen muss.
Es fallen **Kosten** in Höhe von etwa 300 Euro an.

2.7 Lifting mit Fäden – ohne Schnitt und Naht

In den letzten Jahren wird ein »Fadenlifting« angeboten. Fäden, die das Gewebe von innen straffen, heben (liften) die abgesunkene Wangenpartie. Dadurch flachen die tiefen Nasolabial- und Marionettenfalten indirekt wieder ab. Der Vorteil besteht darin, dass keine Schnitte notwendig sind. Große Erwartungen wurden besonders in die Lifting-Wirkung von **Aptos®-Fäden** (»russischen Fäden«) gesetzt. Diese sich nicht auflösenden, Widerhäkchen tragenden Fäden werden über eine Führungskanüle in das Fettgewebe direkt unter die Haut eingelegt. Schnitt oder Naht sind nicht notwendig. Die Gewebereizung durch den Fremdkörper (Faden) soll bewirken, dass das Bindegewebe den Faden gleichmäßig ummantelt. Das wiederum soll die darüberliegenden Hautschichten straffen und anheben. Dieser Effekt benötigt mehrere Wochen bis sechs Monate. Dann sind die Wangen gestraffter und haben gleichzeitig mehr Volumen. Wie lange die Wirkung anhält, schwankt individuell. In einigen Fällen hält sie über (wenige) Jahre an.

Die beschriebene Wirkung wird jedoch nicht regelmäßig beobachtet. Teilweise wachsen die Fäden nicht ein. Eine Komplikation ist daher der »wandernde« Aptos®-Faden, der sich durch die Mimik verschiebt. Dabei kann sich der Faden durch die Haut nach außen hindurcharbeiten und Entzündungen bis hin zum Abszess auslösen. Der Faden sollte in diesem Fall schnellstmöglich entfernt werden. Auch können Fäden unter der Haut tast- oder sogar sichtbar werden, zumindest wenn die Wange gespannt wird. Auch wenn keine Komplikationen eintreten, überzeugen die positiven Wirkungen eher nicht. In keinem Fall kann der Effekt mit dem einer Hals-Wangen-Straffungsoperation verglichen werden.

Als **Ausfallzeit** ist mit 7–10 Tagen wegen Schwellungen und Blutergüssen zu rechnen. Die **Kosten** betragen je nach Zahl der eingeführten Fäden 1 000–1 500 Euro.

2.8 Chemisches Peeling

Das chemische Peeling mit Fruchtsäuren entfernt die oberflächliche Hornschicht oder verätzt die oberen Hautschichten. Dieser Reiz auf die oberste Hautschicht und das Bindegewebe veranlasst die Dermis (Lederhaut), vermehrt Kollagen zu bilden. Das Fruchtsäure-Peeling mit **Glykolsäure** hat einen festen Platz in der äußerlichen Behandlung von feinen Fältchen, von Akne sowie Aknenarben und von Pigmentstörungen. Die Glykolsäure ist eine »AHA« (alpha-Hydroxysäure, *alpha hydroxy acid*), die in der Natur beispielsweise im Zuckerrohrsaft vorkommt. Andere AHAs sind Apfel-, Zitronen-, Wein- und Milchsäure.

Ein chemisches Peeling wird durch eine etwa zweiwöchige Vorbehandlung eingeleitet. Hierzu wählt man ein Glykolsäurepräparat (Gel, Lotion oder Creme), das genau auf den Hauttyp abgestimmt ist. Für das erste Fruchtsäure-Peeling werden die zu behandelnden Hautareale zunächst gereinigt, entfettet und empfindliche Partien mit Vaseline abgedeckt. Die Glykolsäure-Lösung wird mit Pinsel oder Wattestäbchen aufgetragen. Während der Behandlung kommt es zu Brennen und einer Hautrötung. Nach Einwirken über wenige Minuten wird die Fruchtsäure durch Aufsprühen einer Natriumbikarbonat-Lösung neutralisiert. Dabei bildet sich so lange Schaum, bis jegliche Säure neutralisiert wurde. Das Peeling kann mit einer hautberuhigenden Maske oder Kältepacks abgeschlossen werden.

Leichte Rötung und geringe Schuppung in den folgenden Tagen sind normale Reaktionen auf die Fruchtsäure-Behandlung, die in der Regel keine Ausfallzeit verursachen. Es folgen weitere Peelings mit Glykolsäure in steigender Konzentration (20–70 %) und verlängerter Einwirkdauer. Zwischen den Anwendungen sollten zwei bis vier Wochen liegen, in denen das zur Vorbehandlung verwendete Präparat weiter verwendet wird. Diese Präparate mit niedriger Glykolsäurekonzentration für zu Hause sind in Apotheken erhältlich.

Kosten: Eine Behandlung kostet ca. 100 Euro. Die Verwendung der hochkonzentrierten Fruchtsäure-Lösungen ist dem Hautarzt und der erfahrenen Kosmetikerin vorbehalten.

Ein chemisches Peeling mit **Trichloressigsäure (TCA)** löst die oberflächlichen und mitteltiefen Hautschichten bis hin zur Lederhaut ab. Das behandelte Gewebe regeneriert sich und wird glatter. Das TCA-Peeling wird bei feinen, mittleren und tiefen Falten, bei Pigmentstörungen und Aknenarben eingesetzt, idealerweise bei Patienten mit heller Haut. Dieses Peeling sollte ausschließlich eigenhändig durch den Hautarzt durchgeführt werden. Es erfordert große Erfahrung und Fingerspitzengefühl. Zur Vorbereitung und Nachbehandlung eines TCA-Peelings gehört die

Einnahme eines virushemmenden Medikamentes und eines Antibiotikums, um eine Infektion der behandelten Haut durch Viren (z. B. Herpes-Viren) oder Bakterien zu verhindern.
Unmittelbar vor der Behandlung wird die Haut mit Azeton gereinigt und entfettet. Die TCA-Lösung wird mit Wattepads oder -stäbchen gleichmäßig aufgetragen, nachdem empfindliche Areale mit Vaseline geschützt wurden. Die Konzentration der Lösung wird individuell ausgewählt und von Behandlung zu Behandlung gesteigert. Sofort tritt ein starkes Brennen oder ein Schmerz auf, der einige Minuten anhält. Kaltluft mittels Ventilator mildert die Beschwerden. Eine kurze Dämmerschlaf-Narkose (Analgosedierung) kann vorteilhaft sein. Nach wenigen Sekunden bis Minuten verfärbt sich die Haut weißlich, als Frostbildung oder »frosting« bezeichnet. Der Arzt kann aus der Intensität dieser Frostbildung die Eindringtiefe des Peelings erkennen. Eine Neutralisation wie beim Fruchtsäure-Peeling ist nicht möglich. Die Weißfärbung geht innerhalb von 30 Minuten wieder zurück. Es folgt eine Rötung. Eine Nachbehandlung mit Kältepacks oder geeisten Handtüchern lindert das Brennen.
Die behandelte Haut schält sich nach wenigen Tagen bis zu zwei Wochen vollständig und schwillt an, rötet sich und verfärbt sich schließlich braun. Dieses Abschuppen ist erwünscht, weil Platz für die »neue« Haut geschaffen wird. Zunächst ist die Gesichtshaut mit einer großflächigen Schürfwunde zu vergleichen, die nässt, brennt und spannt. Für ein gutes Ergebnis ist die konsequente Nachbehandlung mit Salben und feuchten Umschlägen entscheidend. Nach etwa einer bis zwei Wochen kommt die rosige neue Hautschicht zum Vorschein. Ab diesem Zeitpunkt kann wieder Make-up verwendet werden, und die Patienten sind wieder gesellschaftsfähig.
Wenn notwendig, kann die Behandlung in mehrwöchigen Abständen wiederholt werden. Sie vermindert deutlich Falten, bewirkt eine insgesamt straffere und festere Haut, beseitigt oder mindert Pigmentflecken und flacht Aknenarben ab.
Ein strenger Lichtschutz ist während der Behandlung – ob mit Fruchtsäure oder TCA – bis mindestens drei Monate nach deren Abschluss sehr wichtig.
Kosten: Je nach Behandlungsareal zwischen 1 000 Euro (Wangen) und 2 000 Euro (gesamtes Gesicht).

2.9 Laserbehandlung

Um feine oberflächliche und mitteltiefe Falten, Altersflecken oder Narben flächenhaft zu beseitigen oder zu mildern, eignet sich die Laserbehandlung mit zwei verschiedenen Systemen, dem CO_2- und/oder dem Erbium:YAG-Laser.

Wirkung: Der **CO_2-Laser** erhitzt und verdampft die wasserreichen Hautstrukturen. Unmittelbar bei der Anwendung stillen diese Wärmeeffekte eventuelle Blutungen, die auftreten würden, weil die oberste Hautschicht abgetragen wird. Im weiteren Verlauf fördern sie die Schrumpfung der vorhandenen Kollagenfasern (»shrinking«) und dann die Neubildung von Kollagen. Die Aktivität und Anzahl der Bindegewebszellen erhöht sich als Folge der Behandlung mit dem CO_2-Laser.

Der **Erbium-Laser** dagegen bewirkt eine sogenannte »kalte« Abtragung (Ablation) der Haut. Durch sehr schnelle, kurze Lichtimpulse werden hierbei die Hautzellen schichtweise verdampft. Hierbei findet weder eine Blutstillung noch ein »shrinking« der Kollagenfasern statt.

Der **Vorteil** der Lasertherapie gegenüber dem chemischen Peeling mit Trichloressigsäure besteht in erster Linie in der besseren Steuerbarkeit: Die Haut lässt sich durch den Laser schichtweise in mehreren Durchgängen abtragen. Laser eignen sich hervorragend, um abgegrenzte ästhetische Einheiten des Gesichts, z. B. feine Knitterfältchen am Unterlid (**s. Abb. 2.9**) oder feine und mittlere Falten um den Mund herum zu behandeln, ohne dass anschließend starke Kontraste zur Umgebung auffallen würden. Bei größeren Mimikfalten ist der Laser jedoch ungeeignet. Die großflächige Laserbehandlung wird dagegen immer seltener vorgenommen, weil sich das Peeling als schonender, aber genauso effektiv erwies.

Bei dunklem Hauttyp oder starker Sonnenbräunung vor der Behandlung ist sowohl bei der Lasertherapie als auch beim chemischen Peeling das Risiko für Pigmentverschiebungen erhöht. Noch Monate nach der Behandlung kann die Haut fleckig bleiben. Manchmal bleibt ein solcher Effekt bei entsprechendem Hauttyp auch dauerhaft bestehen. Das Risiko kann man herabsetzen, wenn man mindestens zwei Monate vor und nach der Behandlung Sonnenbestrahlung vermeidet und ein Präparat mit hohem Lichtschutzfaktor aufträgt. Dunkelhäutige Patienten sollten nur im Ausnahmefall behandelt werden.

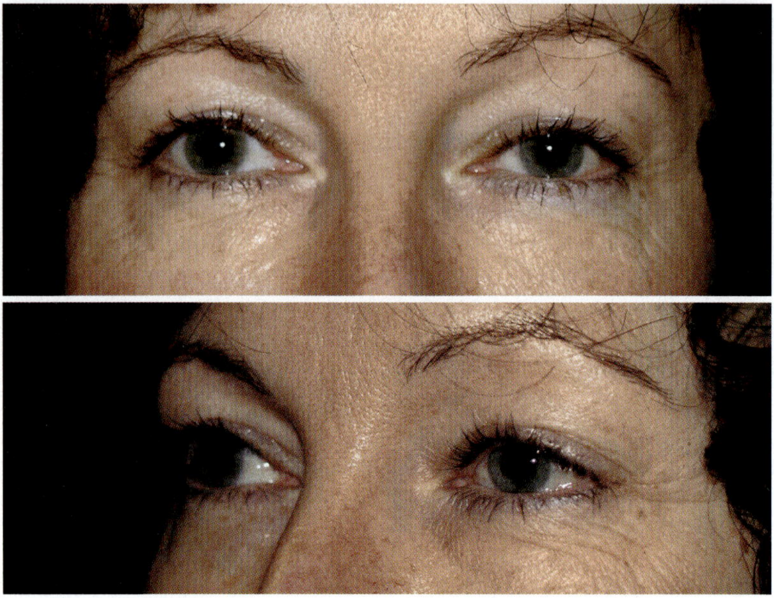

Abb. 2.9: Oberlidlifting und CO_2-Laser-Behandlung der Unterlider. Beispielhafter Befund vor der Operation (von vorne und halbseitlich).

Auf der behandelten Haut ist die Infektionsgefahr mit Herpesviren und mit Bakterien erhöht. Deshalb kann es ratsam sein, vorbeugend entsprechende Präparate nach ärztlicher Verordnung einzunehmen.
Je nach Ausdehnung der behandelten Fläche genügt eine örtliche Betäubung. Beruhigende und schmerzlindernde Medikamente können jedoch zusätzlich, über die Vene, gegeben werden.
Die ersten ein bis zwei Wochen nach einer Laserbehandlung sind für jeden Patienten sehr belastend. Schwellungen sind die Regel. Die entstandene Schürfwunde nässt und brennt. Es gibt unterschiedliche Meinungen, ob eine »offene« Wundbehandlung mit Salben und Umschlägen oder eine »geschlossene« Behandlung mit Folien günstiger ist. Bei der geschlossenen Wundbehandlung werden wiederholt sterile Folien ähnlich Haushalts-Frischhaltefolien oder andere Spezialverbände angelegt, welche die Wundheilung fördern sollen. Diese Verbände anzulegen und zu befestigen, ist häufig problematisch, und sie erschweren dem Arzt,

die Wunden zu beurteilen. Zudem werden hierbei häufiger als bei der von uns bevorzugten offenen Wundbehandlung Infektionen beobachtet. Für die offene Behandlung werden Salben aufgetragen (z. B. Bepanthen®-Salbe) und mehrmals täglich feuchte Umschläge aufgelegt. Sie mindern das Spannen und beugen Krusten vor. Mit Essigwasser oder Schwarztee getränkte Kompressen sind ein bewährtes Mittel und beruhigen die behandelten Flächen. Krusten können mit einem sauberen Waschlappen und lauwarmen Wasser vorsichtig entfernt werden. In dieser Zeit ist der Patient nicht gesellschaftsfähig.

Die Hautoberfläche schließt sich je nach Abtragungstiefe meist innerhalb von sieben bis zehn Tagen. Die neu gebildete Haut sieht dann rosig, frisch und farblich deutlich anders als die nicht behandelten Hautareale aus. Eine Abdeckung mit Make-up oder Camouflage (sehr stark deckendes Make-up) ist jedoch möglich. Teintkorrigierende Präparate, z. B. Unifiance® oder Dermablend®, eignen sich in unterschiedlichen Tönungen zur perfekten Abdeckung, eventuell nach Auftragen eines Produktes, das die Rötung korrigiert. Eine feuchtigkeitsspendende Pflegecreme sowie ein hochwertiger Sunblocker sind in der Nachbehandlung entscheidend.

Die **Risiken** einer Laserbehandlung schließen ein: Pigmentstörungen (dunkle oder aufgehellte Flecken), überschießende Narbenbildung und Keloide, virale und bakterielle Infektionen, entzündliche Pusteln oder Talgabflussstörungen in Form kleiner heller Knötchen (Milien). Die häufigste Nebenwirkung, meistens durch eine zu intensive Laserbehandlung verursacht, ist das sogenannte bleibende (persistierende) Erythem. Diese typische flächige Rötung der Haut tritt bei vielen Patienten in den ersten Wochen nach der Behandlung auf. Sie kann jedoch auch bis zu einem halben Jahr bestehen bleiben. Diese Nebenwirkung kann durch Blitzlampentechnik (IPL, *intense pulsed light*, s. S. 54) korrigiert werden.

Die **Kosten** für eine Lasertherapie richten sich nach der Ausdehnung des Behandlungsgebiets: Sie beginnen bei etwa 1 000–1 500 Euro für eine Behandlung beider Unterlider. Bei einer Behandlung des gesamten Gesichts muss mit Kosten von mindestens 3 500 Euro gerechnet werden.

2.10 Dermabrasion

Bei diesem Verfahren werden die obersten Hautschichten mechanisch abgeschliffen. Es eignet sich besonders zur flächigen Behandlung von Falten um den Mund, an Kinn und Wangen sowie zur Korrektur von Narben, u.a. Aknenarben. Falten in der Augenregion (Unterlid oder Lachfalten) sind kein Einsatzgebiet hierfür, weil die Lidstrukturen verletzt werden könnten. Auch für einzelne tiefe Falten ist die Dermabrasion ungeeignet.
Wirkung: Die Schleifköpfe der Dermabrasions-Fräse sind mit Diamantstaub oder Mikrokristallen besetzt. Als Alternative steht das Dermasanding zur Verfügung. Hier wird die Haut von Hand mit Schleifpapier abgetragen. Beide Verfahren können auch kombiniert werden. Die obersten Hautschichten werden abgeschliffen. Nach der Abheilung der Schürfwunde bildet sich eine glattere Haut. Die Falten und Narben erscheinen flacher, weil auch die Kollagenbildung im Bindegewebe angeregt wird.
Die Einsatzgebiete, die Betäubung, die Vor- und Nachbehandlungen, die Nebenwirkungen und Komplikationen sowie die Kosten der Dermabrasion entsprechen weitgehend denen der Lasertherapie.
Kosten: Je nach Behandlungsareal zwischen 2 000 Euro (periorale Region: Mund-/Kinnregion) und 3 000 Euro (gesamtes Gesicht).

2.11 Mikrodermabrasion

Dieses Verfahren ist nicht mit der eigentlichen Dermabrasion zu verwechseln, denn hierbei werden nur oberflächliche Hornzellen, aber nicht die darunterliegenden Hautschichten entfernt. Ein mechanisches Peeling wird erreicht, indem kleinste Salz- oder Aluminium-Kristalle maschinell auf die Haut aufgestrahlt und unmittelbar danach wieder abgesaugt werden. Die Behandlung erfordert keine Betäubung. Der behandelte Patient ist unmittelbar danach wieder gesellschaftsfähig. Das Verfahren eignet sich bei feinsten Fältchen im Gesicht, am Hals und am Dekolleté, bei blasser Haut sowie bei Hautunreinheiten, wie z. B. bei Komedonen-Akne. Kombiniert mit einer kosmetischen Reinigung, einem Fruchtsäure-Peeling und (oder) einer Blitzlampenbehandlung kann dieses Verfahren das Hautbild deutlich verbessern.
Kosten: ab 150 Euro pro Sitzung.

3 Moderner Jungbrunnen

Birgit Buxmeyer und Birgit Wörle

3.1 Thermalifting

In den USA wird seit 2001 das ThermaCool TC®-System der Firma Thermage® zur Gewebestraffung und Faltenbehandlung im Gesicht eingesetzt. Die Behandlungsmethode des Thermalifting wurde dort entwickelt und von der FDA (amerikanische Arzneimittelbehörde) für diesen Anwendungsbereich zugelassen. Seit 2004 wird diese Behandlung auch in Deutschland angeboten. Es handelt sich um ein nicht invasives, schnittfreies Hautstraffungsverfahren, basierend auf einer patentierten Radiofrequenz-Technologie. Die Hautoberfläche bleibt, im Gegensatz zu einer Behandlung mit dem CO_2- oder Erbium-Laser, völlig intakt. Daher können die normalen Aktivitäten direkt nach der Behandlung wieder aufgenommen werden. Thermalifting kann bei allen Hauttypen, dunkel oder hell, und in jeder Jahreszeit eingesetzt werden. Ein Lichtschutz ist nicht erforderlich.

Technik: Das Thermalifting-Verfahren arbeitet mit hochfrequenten Radiowellen. Über einen speziellen Behandlungskopf, den sogenannten Therma-Tip™, werden Impulse, d.h. kontrollierte Mengen Radiofrequenz-Energie, bis zu 5 mm tief in die Haut und die darunterliegenden Schichten abgeben. Der Patient empfindet bei jedem Impuls eine kurz andauernde tiefe Erwärmung, die zu einer Straffung der Hautstrukturen führt. Die Hautoberfläche wird während der gesamten Impulsdauer durch ein exakt dosiertes Kältespray gekühlt und damit geschützt. Je nach zu behandelnder Fläche und der damit erforderlichen Impulszahl dauert die Anwendung zwischen 30 Minuten (Stirn) und 90 Minuten (Stirn, Wangen und Hals). Die Menge der zugeführten Energie wird vom behandelnden Arzt, entsprechend der unterschiedlichen Gewebesensibilität verschiedener Gesichtszonen, in Rücksprache mit dem Patienten angepasst. Diese Rückmeldung des Patienten verhindert unnötig hohe Energie-Einstellungen mit den entsprechenden Risiken und sichert bestmögliche Behandlungsergebnisse.

Wirkung: Die gleichmäßige tiefe Erwärmung führt zu einer Verfestigung und Straffung des Bindegewebes. Der unmittelbar erkennbare Behandlungseffekt beruht auf einer sofortigen Schrumpfung der Kollagenfasern aufgrund ihrer Erhitzung beim Thermalifting. Der langfristig, langsam über Wochen bis Monate zunehmende Straffungserfolg erklärt sich durch eine Anregung der Kollagenneubildung. Die Straffung der behandelten Hautareale bzw. die Konturierung von Gesichtspartien nimmt daher kontinuierlich zu. Bei einigen Patienten zeigt sich der Erfolg erst innerhalb von vier bis sechs Monaten nach der Behandlung. Eine Wiederholung der Behandlung ist nach 9–12 Monaten möglich. Bei wenigen Patienten ist die erhoffte Wirkung weniger ausgeprägt als vom behandelnden Arzt und vom Patienten selbst erwartet. Das Ergebnis der Thermalifting-Behandlung ist nicht vorhersehbar. Bei etwa 10–15% der Anwendungen zeigen sich keine Verbesserungen.

Wofür eignet sich das Verfahren? Interessant ist das Thermalifting-Verfahren insbesondere für Patienten, die eine Straffung und Festigung des Gewebes sowie verbesserte Konturen des Gesichts wünschen, jedoch Ausfallzeiten wie bei einer Straffungsoperation nicht in Kauf nehmen können oder generell keinen operativen Eingriff wünschen. Das Thermalifting verbessert die Augenpartie durch Anhebung abgesunkener Augenbrauen, glättet die Nasolabialfalten und strafft das Gewebe am Hals. Eine verschwommene Wangen-Kinn-Linie kann konturiert und ein Doppelkinn vermindert werden (**s. Abb. 3.1**). Einen positiven Einfluss hat das Verfahren auf die entzündlichen Formen der Akne und deren Restzustände, die verbliebenen Aknenarben. Abgesehen von der fehlenden Ausfallzeit wird es von Patienten häufig als sehr angenehm empfunden, dass für das Umfeld der Verjüngungseffekt langsam eintritt und nicht direkt nach der Behandlung offensichtlich ist. Das Ergebnis der Behandlung stellt sich nach wenigen Wochen bis Monaten langsam ein und ist nach heutigem Kenntnisstand für mehrere Jahre dauerhaft. Der Liftingeffekt ist weniger stark ausgeprägt als bei einer operativen Hals-Wangen-Straffung. Es wird bei diesem Verfahren ja auch keine überschüssige Haut »weggeschnitten« oder die darunterliegende Muskulatur gestrafft. Daher ist es wichtig, dass der behandelnde Arzt über die Möglichkeiten des Thermalifting–Verfahrens aufklärt und dem Patienten Enttäuschungen erspart. Eine ausgeprägte Elastose der Gesichts-

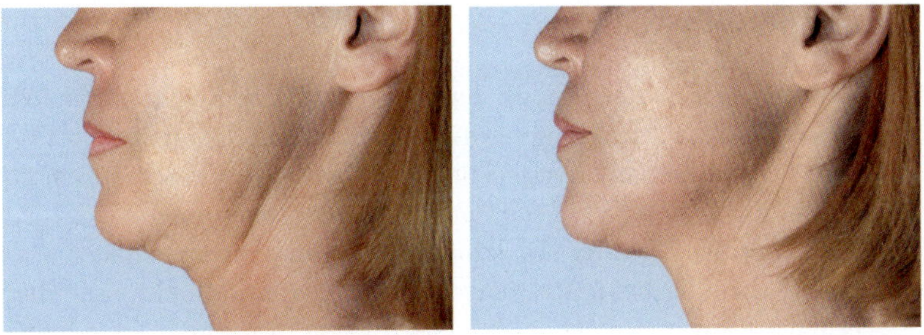

Abb. 3.1: Thermalifting. Befund vorher (links) und unmittelbar nach der Behandlung (rechts).

haut, mit unzureichender Elastizität des Gewebes und einer Vielzahl von Falten, wird sich durch ein Thermalifting nicht wesentlich verbessern lassen.

Der Einsatz des Thermalifting-Verfahrens für die Straffung der Ober- und Unterlider, ggf. kombiniert mit einer Stirnbehandlung, wird derzeit auf Effektivität und Wirkdauer überprüft. Auch die Behandlung einzelner Körperregionen, wie z.B. Oberarme, Oberschenkel oder Bauch, könnte sich in naher Zukunft durchsetzen.

Nicht behandelt werden dürfen Patienten mit Herzschrittmacher oder Defibrillator, mit Diabetes mellitus (Zuckerkrankheit), während der Schwangerschaft oder Stillzeit und nach einer Unterspritzungsbehandlung mit nicht resorbierbaren Füllmaterialien im Behandlungsareal.

Risiken und Nebenwirkungen: In Rücksprache mit dem behandelnden Arzt kann die Einnahme eines Schmerzmedikamentes, z.B. Ibuprofen, vor der Anwendung bei sehr schmerzsensiblen, hitzeempfindlichen Patienten sinnvoll sein. Vorübergehend, über Stunden bis wenige Tage, kann sich die behandelte Haut röten und/oder auch leicht anschwellen. Als Nebenwirkungen sind länger anhaltende Schmerzen im behandelten Bereich, Kopfschmerzen, oberflächliche Verbrennungen mit Blasen und Schorfbildung, Unregelmäßigkeiten der Hautoberfläche, Pigmentverschiebungen (Braunverfärbungen) und Empfindungsstörungen im behandelten Areal beschrieben. Bei korrekter Durchführung der Behandlung treten diese Nebenwirkungen extrem selten auf.

Kosten: Je nach Ausdehnung der zu behandelnden Fläche ab 1 000 Euro (Stirn) bis 3 500 Euro (komplettes Gesicht: Stirn, Wangen, Hals).

3.2 Der Fractional™-Laser

Weltweit neu ist der Einsatz der Fractional™-Lasertechnologie (StarLux Fractional 1540) zur Hautoberflächenbehandlung bei feinen Falten, Narben, Pigmentverschiebungen und zur Hautbildverfeinerung bei großen Poren.

Technik und Wirkung: Es handelt sich um einen gepulsten Erbium: Glass-Laser, der bei jedem einzelnen Impuls, im Millisekundenbereich, Hunderte von mikroskopisch kleinen Löchern in die Haut schießt. Der Fractional™-Laser dringt Punkt für Punkt in die Haut ein, setzt kleinste Defekte und regt damit einen Heilungs- und Hauterneuerungsprozess an. Im Gegensatz zum ablativen Erbium:YAG-Laser entsteht keine großflächige offene Wunde, sondern jede kleinste Behandlungszone bleibt von gesundem Gewebe umgeben. Dies führt zu einer schnellen Abheilung, ohne nässende Schürfwunden und ohne Ausfallzeit. Diese minimal invasive Behandlung erfordert keine speziellen Vorbereitungen (Kontrastcremes, Folien oder ähnliches) und wird gut toleriert, d.h. eine Schmerzmedikation ist nicht erforderlich. Nach vier bis sechs Behandlungen, in etwa 4-wöchigen Abständen, ist eine gleichmäßige Besserung der Hautoberfläche erzielt.

Für wen ist das Verfahren geeignet? Die Fractional™-Lasertechnologie ist ein neues, wichtiges Instrument in der Behandlung von Knitterfältchen und feinen Falten im Bereich von Gesicht, Dekolleté, Oberarm- und Oberschenkelinnenseiten sowie anderen Körperregionen. Die Hautoberfläche kann geglättet und das Hautbild verfeinert werden – ohne Ausfallzeit. Pigmentverschiebungen, insbesondere Melasma nach Schwangerschaft oder »Anti-Baby-Pille«, Altersflecken und Sommersprossen lassen sich gut behandeln. Der Patient sollte vor der ersten Behandlung nicht gebräunt sein und sich auch im weiteren Verlauf nicht der Sonne oder dem Solarium aussetzen. Patienten mit sehr dunklem Hauttyp, auch Asiaten, haben ein erhöhtes Risiko für Pigmentverschiebungen durch die Behandlung.

Kombinationen: Es bietet sich die Kombination mit dem gesichtsverjüngenden Verfahren: Thermalifting an (s. S. 49), um eine Straffung sowohl der oberflächlichen und als auch der tiefen Hautschichten zu erzielen.

Die **Kosten** sind abhängig von der Behandlungsfläche; ab 250 Euro pro Sitzung.

3.3 Der CoolTouch™-Laser

Als Laser zur Hautverjüngung wurden ab Seite 45 bereits die sogenannten ablativen Laser CO_2- und Erbium:YAG-Laser vorgestellt. Sie tragen die oberste Hautschicht ab, sodass diese gestrafft neu heranwachsen kann. Die nicht ablativen Laser dagegen lassen die Hautschicht völlig intakt und stoßen in den tieferen Hautschichten eine Erneuerung an. Hierzu zählt der CoolTouch™-Laser. Er reduziert kleine Falten, mindert Narben unterschiedlicher Herkunft und bewirkt ein jüngeres Aussehen.

Technik und Wirkung: Laser verwenden Licht einer einzigen Wellenlänge. Der CoolTouch™-Laser, ein Neodym:YAG-Laser (Nd:YAG), arbeitet mit einer Wellenlänge von 1320 nm. Das Licht erzeugt Wärme von 60–80 °C, die jedoch durch Einsatz eines kühlenden Sprays nur in der Tiefe, in der Lederhaut, wirkt. Die Wärme regt in der Tiefe die Kollagenneubildung an und bringt das vorhandene Kollagen zum Schrumpfen und Aufquellen, sodass sich ein gewisser Soforteffekt und ein verzögerter Effekt einstellen.

Für diese Methode wird ein Handstück verwendet, welches das schützende Kältespray mit präzise kontrollierter Laserenergie und einem Temperatur-Rückmeldesensor kombiniert. Der kühlende Strahl, der kurz vor dem Laserstrahl abgegeben wird, schaltet die Schmerzempfindung nahezu aus, sodass keine Betäubung notwendig ist. Bei sehr empfindlichen Patienten kann eine örtlich betäubende Creme angewendet werden. Die behandelten Stellen können sich vorübergehend röten und anschwellen. Beides klingt in der Regel nach einer Stunde ab, beschleunigt durch Auflegen von Kühlelementen. Selten bildet sich eine Wunde, die in aller Regel nach drei bis fünf Tagen verheilt ist.

Das CoolTouch™-Verfahren erfordert mehrmalige Behandlungen. Je nach Areal dauert die Behandlung zwischen 20 und 30 Minuten. Um eine deutliche Verbesserung zu erzielen, sind mindestens vier bis sechs Behandlungen im Abstand von vier Wochen empfehlenswert. Danach reicht eine Auffrischung alle zwei bis drei Monate. Der Patient muss seine normalen Alltagsaktivitäten nicht unterbrechen. Bis vier Wochen nach der Behandlung sollte lediglich auf ausgedehnte Sonnenbäder und Solariumbesuche verzichtet werden.

Für wen ist das Verfahren geeignet? Der CoolTouch™-Laser ist für Patienten jeder Hautfarbe geeignet. Die Behandlung verbessert kleinere

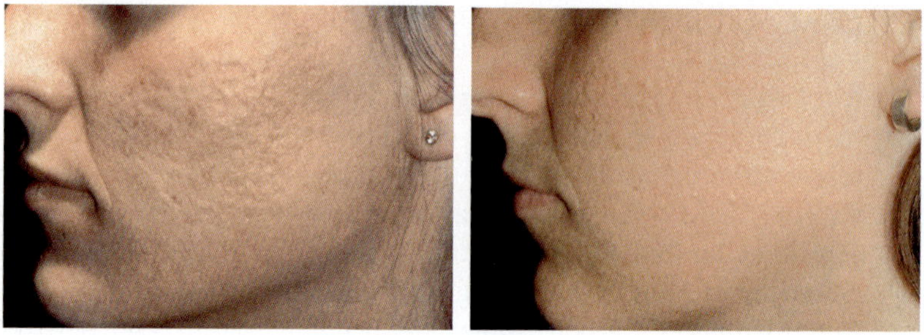

Abb. 3.2: Behandlung von Aknenarben mit dem CoolTouch™-Laser. Befund vorher (links) und nach 8 Behandlungen (rechts).

Falten und Aknenarben in allen Bereichen des Gesichts (**s. Abb. 3.2**). Größere Hautbezirke können nicht gleichmäßig behandelt werden, weil pro Impuls nur punktuell, auf einer kleinen Fläche gearbeitet wird. Der Patient muss sich darauf einstellen, dass der Erfolg nicht sofort eintritt. Es dauert mindestens drei Monate, bis erste Ergebnisse sichtbar werden. Die Resultate lassen sich nicht sicher vorhersagen. Sie variieren je nach Alter, Hauttyp, Anzahl der Behandlungen und der Lebensweise. Um die Wirkung zu unterstützen, empfiehlt sich eine eiweißreiche und Vitamin C-haltige Ernährung.
Kombinationen: Da bei diesem Verfahren die Hautoberfläche nicht abgetragen wird, bietet es sich an, diese Behandlung mit einer Mikrodermabrasion (s. S. 48) oder mit einem Fruchtsäure-Peeling zu kombinieren (s. S. 42). Hierdurch kann eine zusätzliche Auffrischung und Glättung der Hautoberfläche erreicht werden.
Kosten: Je nach Größe der Behandlungszone zwischen 50 und 150 Euro pro Sitzung.

3.4 Intensiv gepulstes Licht (IPL)

Hautalterung zeigt sich nicht nur in Form von Falten, sondern auch an weiteren Veränderungen wie Pigmentflecken, erweiterten Äderchen (Couperose) und erweiterten Poren. Alle diese Erscheinungen gemeinsam lassen sich mit Hilfe des IPL (intensiv gepulstes Licht, *intense pulsed light*) verbessern (**s. Abb. 3.3**). Anders als beim Laser wird hier Licht un-

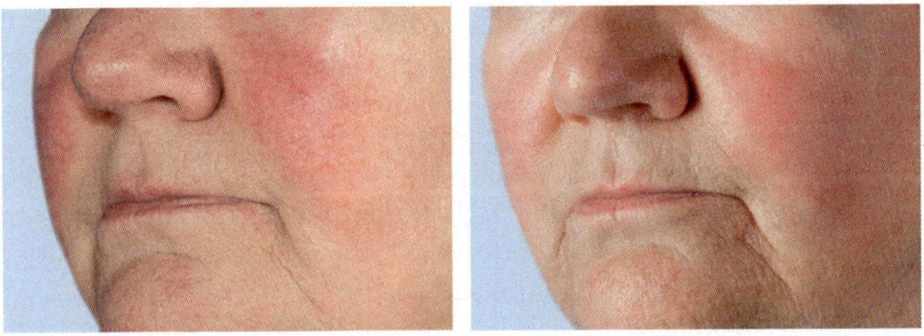

Abb. 3.3: Blitzlampenbehandlung (IPL). Couperose-Befund vor (links) und nach drei Behandlungen (rechts).

terschiedlichster Wellenlängen im Bereich des sichtbaren und nicht sichtbaren Lichts eingesetzt.

Technik und Wirkung: Die hochenergetischen Blitzlampen, wie IPL auch bezeichnet wird, arbeiten in einem Wellenlängenbereich von 400–1200 nm. Das Licht wird, sobald es den Bereich zwischen Hautoberfläche und dem Kollagen erreicht, in Hitzeenergie umgewandelt. Die Zielstrukturen Melanin, der dunkle Farbstoff der Haut, und Oxyhämoglobin, der Farbstoff des Bluts, werden dadurch zerstört. Anschließend räumt der Körper die »Abfallprodukte« ab – Pigmentflecken verblassen, erweiterte Äderchen verschließen sich. Darüber hinaus regt das IPL im Laufe mehrerer Behandlungen die Kollagenneubildung der Haut an. Behandeln lassen sich Gesicht, Hals, Dekolleté und Handrücken.

Ein Gel verbessert das Gleiten des Handstücks auf der Haut. Die Lichtimpulse werden einzeln ausgelöst und platziert. Ein Augenschutz, dunkle Brille, ist erforderlich. Die einzelne Gesichtsbehandlung dauert etwa 30 Minuten und kann ohne Betäubung durchgeführt werden. Für eine deutliche Verbesserung sind mindestens vier bis sechs Sitzungen im Abstand von drei bis vier Wochen erforderlich. Die verjüngende Wirkung verbessert sich noch deutlich bis zu sechs Monate nach der Behandlungsserie. Die Poren und Hautfältchen verfeinern sich, der Teint wird glatter und frischer, die Haut elastischer. Klinische Tests belegen die Wirkung. Tiefe Falten kann die IPL-Behandlung jedoch nicht verbessern.

Nebenwirkungen und Risiken: Nach der Behandlung zeigt sich eine Rötung, die wenige Minuten bis zu 48 Stunden anhalten kann. Gelegentlich entwickelt sich auch eine leichte Schwellung, insbesondere wenn große Flächen behandelt wurden. Der Patient ist jedoch sofort wieder gesellschaftsfähig.

Bei der Behandlung von Pigmentverschiebungen, z.B. eines Melasma, verstärkt sich die Braunfärbung der Haut anfangs leicht. Das kann mit Make-up abgedeckt werden. Gelegentlich können auch kleinste Krusten entstehen, die rasch abschuppen. Darüber hinausgehende Nebenwirkungen wie hellere oder dunklere Verfärbung der Haut, Verbrennungen oder Narbenbildung treten bei sachgemäßem Vorgehen nicht auf. Vor und bis vier Wochen nach Behandlungsende ist es wichtig, intensive Sonnenbäder zu meiden ebenso wie die Einnahme von Medikamenten (auch Naturheilmitteln), welche die Haut gegenüber Sonnenlicht empfindlicher machen (bitte den Arzt fragen!). Die tägliche Anwendung eines Sunblockers wird empfohlen. Gebräunte Haut darf nicht behandelt werden, da die Aktivierung von Melanin Verbrennungen erzeugen könnte. Außerdem darf bei Schwangerschaft, Zuckerkrankheit, Einnahme gerinnungshemmender Medikamente und bei Gerinnungsstörungen nicht behandelt werden.

Die **Kosten** richten sich nach der Größe der zu behandelnden Fläche und damit nach der erforderlichen Impulszahl. Komplette Gesichtsbehandlung mit etwa 70 Impulsen: 350 Euro.

4 Die Königsdisziplin: Lifting

Stefan Kalthoff und Axel Arlt

Die beiden wesentlichen Liftingoperationen im Gesicht sind das Facelift für die unteren beiden Gesichtsdrittel und das Stirnlift, das den Augen- und Stirnbereich glättet. Ein Stirnlift wird häufig (80–85%) mit einem Facelift kombiniert. Denn streng begrenzte, altersbedingte Veränderungen des Gesichts sind eher selten. Häufig gelingt es nur durch die Kombination, ein harmonisches Gesicht zu erzielen.

4.1 Facelift

Wenn ein Gesicht nach einem Facelift wieder erstrahlt, weil es natürlich erscheint, ohne operiert zu wirken, steigt das Lebensgefühl enorm. Um dieses Ziel zu erreichen, ist ein Höchstmaß an chirurgischem Wissen und Geschicklichkeit des Operateurs gefragt.

Als schön empfinden die meisten Menschen ihr Aussehen, das sie im Alter zwischen 20 und 30 Jahren hatten. Danach beginnt ein schleichender, zunächst aber nur oberflächlicher Alterungsprozess der Haut. Um das 40. Lebensjahr beginnen größere Veränderungen, die durch den Lebensstil und mehr noch durch Erbfaktoren geprägt sind. Wie bereits beschrieben, verlieren die Haut und die Unterhaut an Elastizität. Ebenfalls sind aber auch die tieferen Schichten, also die Muskulatur und die sogenannte Bindegewebsplatte erschlafft. In den dynamischen Anteilen der Muskulatur und der Bindegewebsplatte (SMAS) steckt die Ausstrahlung des Gesichts. Geht die Dynamik des Gesichts zunehmend verloren, so bedeutet dies gleichzeitig einen Verlust der femininen bzw. der maskulinen persönlichen Ausstrahlung, des »Glanzes«.

Häufig beginnt das Erschlaffen um die Augen und greift dann auf die Mund- und untere Wangenpartien über. Das Gesicht erscheint dadurch länger, schmaler und müder, es wirkt abgespannt oder traurig – obwohl man sich innerlich genauso frisch wie noch vor 20 Jahren fühlt. Das Lebensgefühl und das äußere Erscheinungsbild beginnen, immer weiter auseinander zu weichen. Der weiche harmonische Gesichtsausdruck früherer Lebensjahrzehnte, der sich je nach Stimmung veränderte, ist nun bleibend von Falten dominiert, auch in Entspannung.

4.1.1 Die Ziele

Diese Ziele muss ein kunstgerechtes Facelift erreichen:

- Die persönliche Ausstrahlung muss erhalten bleiben bzw. wiederhergestellt werden, unter Bewahrung der Individualität.
- Das Aussehen nach Facelift muss natürlich und unoperiert wirken.
- Das Ergebnis muss lange haltbar bleiben.
- Das Risiko muss minimal sein.

Weil die Dynamik des Gesichts entscheidend für die Ausstrahlung ist, reicht es für ein haltbares Facelift nicht aus, einfach die oberflächlichen Schichten zu straffen, sondern die Muskulatur muss gekürzt und ge-

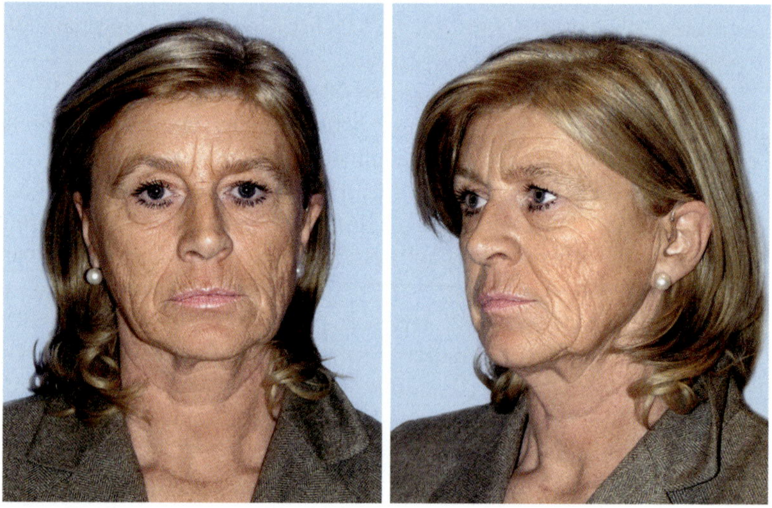

Abb. 4.1: Facelift. Beispielhafter Befund vor einer Hals-Wangenstraffung (von vorne und halbseitlich).

strafft werden. Dann ist sie wieder zur Dynamik fähig, die Ausstrahlung kehrt zurück. **Abbildung 4.1** zeigt einen beispielhaften Befund bei einer Patientin, die für eine Hals-Wangen-Straffung in Frage kommt.

Haltbarkeit des Facelifts

Nach der Operation wirken die Patienten um einige Jahre jünger – um wie viele Jahre, ist jedoch nicht vorhersehbar und wird auch unterschiedlich beurteilt. Wenn man nach der Operation beispielsweise zehn Jahre jünger wirkt, sollte mit einer seriösen Methode dieses Ergebnis auch dauerhaft gehalten werden. Das bedeutet: Wurde eine Frau mit 50 Jahren operiert und ein Aussehen von 40 Jahren erreicht, so muss sie mit 60 Jahren wie eine 50-Jährige aussehen.

4.1.2 Der richtige Zeitpunkt

Wenn man beginnt, mit dem Äußeren nicht mehr zufrieden zu sein, wenn man müde und unattraktiv aussieht, obwohl man sich nicht so fühlt, ist der Zeitpunkt für ein Facelift gekommen. Statt Jahre der Unzufriedenheit mit dem eigenen Äußeren zu durchleben, kann eine Operation schon in den Vierzigern oder Fünfzigern geeignet sein. Fällt die Entscheidung früh, ist der Weg zurück zur bisherigen Ausstrahlung kurz und fällt den Mitmenschen praktisch nicht auf. Gerade das, ein natürliches und unoperiertes Aussehen, wünschen sich die Patienten. Wenn man jedoch jahrelang wartet, werden die verjüngenden Veränderungen offensichtlicher. Viele Jahre einer attraktiven weiblichen Ausstrahlung bleiben dann aber verloren. Es ist besser, die Erhaltung der femininen Ausstrahlung mit Anfang bis Ende Vierzig durchzuführen, als eine »Wiederherstellungs-Chirurgie« zu betreiben, die eine jahrelang gealterte Person auf jung trimmt.

4.1.3 Harmonie und Ästhetik des Gesichts

Nicht immer ist es für Laien einfach, die Proportionen des Gesichts objektiv einzuschätzen. Jedes Gesicht strahlt eine persönliche Harmonie aus. Veränderungen oder Korrekturen dürfen die Harmonie nicht stören. Deshalb muss das Gesicht immer als Ganzes betrachtet werden. Sich eine einzige Region herauszugreifen, die störend im Vordergrund steht, ist falsch. Manchmal erscheint es im Nachhinein besser, man hätte gar nichts verändert, als ohne Konzept einen Teil des Gesichts zu verändern.

Welche Veränderung am vorteilhaftesten wäre, ist vielen Patienten anfangs selbst nicht ganz klar. Zusammen mit dem behandelnden Arzt lässt sich ein ästhetisches Schönheitskonzept erarbeiten. Aus »Vorher- und Nachher«-Bildern von anderen Patienten bekommt man einen Eindruck, was sich realisieren lässt und welches Harmonieverständnis der Chirurg hat. Für das Gelingen ist es weiterhin wichtig, sich auf »einer Wellenlänge« mit dem Operateur zu fühlen. Wer sich dem Chirurgen anvertraut, muss ein gutes, vertrautes Gefühl zu ihm verspüren.

Viele Chirurgen bieten ihren Patienten an, am Computer durchzuspielen, wie man nach der Operation aussehen wird. Davon ist abzuraten. Oft weckt dies unrealistische Erwartungen, die nicht einzulösen sind. Es ist eine Kunst, ein »Nachher«-Bild am Computer zu simulieren, aber noch etwas völlig anderes, dies chirurgisch bei den gegebenen Voraussetzungen des Patienten dann auch umzusetzen.

4.1.4 Der Ablauf

Ausgeprägte Fettansammlungen am Hals werden schon am Vortag abgesaugt (s. Kapitel »Eine schöne Silhouette«, S. 71). In diesem Fall findet die Klinikaufnahme schon einen Tag vor der Liftingoperation statt. Wenn eine Liposuktion am Hals nicht notwendig ist, kann der Patient auch erst am Morgen nüchtern in die Klinik kommen. Liftingoperationen werden in der Regel in Vollnarkose oder in einem Dämmerschlaf durchgeführt (s. S. 18). Der Anästhesist leitet die Narkose in entspannter Atmosphäre ein. Schmerzen werden während und nach der Operation nicht auftreten. Der Eingriff dauert zwischen zwei und vier Stunden. Am Ende der Operation wird ein leichter Schaumstoff-Druckverband angelegt. Nach der Operation schläft der Patient aus. Abends wird bereits der erste Verbandswechsel durchgeführt.

4.1.5 Die Operation

Der Hautschnitt verläuft am Haaransatz und um das Ohr herum. Er muss so liegen, dass der Haaransatz und die Ohrform exakt erhalten bleiben, damit die Patientin später immer noch die Haare hochstecken oder sehr kurz tragen kann. Der Schnitt vor dem Ohr wird in eine Hautfalte gesetzt und ist daher praktisch nicht sichtbar (**s. Abb. 4.2**). Nach Anzeichnen des Schnittes wird die Narkose eingeleitet. Die Unterhaut wird mit einem örtlichen Betäubungsmittel unterspritzt. Dadurch werden kleine Blutgefäße vorübergehend verengt, was das Ablösen des Hautweichteilmantels erleichtert. Mit einer speziellen Vibrations-Kanüle (VIMOTIS) können Haut und Unterhaut sanft gelöst werden. Wichtige Lymphbahnen und Gewebebrücken bleiben erhalten. Die Einführung dieser Technik in der Facelift-Chirurgie durch Dr. Kalthoff hat die Sicherheit und Patientenzufriedenheit enorm erhöht. Indem die erschlaffte Muskulatur gestrafft und gekürzt wird, bildet sich eine trampolin-ähnliche Fläche, welche die maximale Haltbarkeit des Lifting-Ergebnisses be-

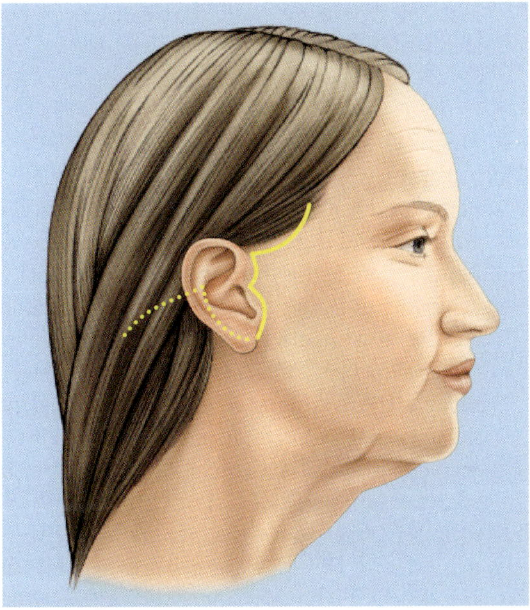

Abb. 4.2: Schematische Darstellung der Schnittführung beim Facelift.

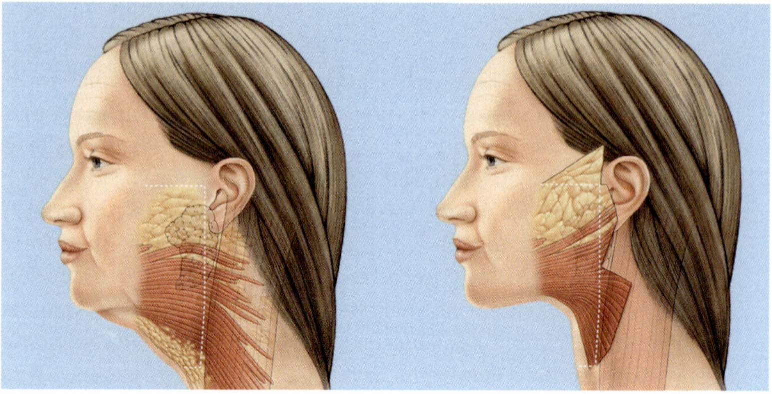

Abb. 4.3: Schematische Darstellung der Muskelstraffung beim Facelift.

wirkt (s. **Abb.** 4.3). Anschließend werden die Fettpartien bearbeitet und geformt. Die Haut wird nun ohne Spannung ausgestrichen, wie die Falten eines Tischtuchs, und der Hautüberschuss entfernt. Abschließend legt der Operateur Saugdrainagen ins Wundgebiet, die für einen Tag sich bildendes Sekret nach außen ableiten.

4.1.6 Nachbehandlung

Am Morgen nach der Operation werden Verband und Wunddrainagen entfernt, und der Patient kann bereits die Klinik verlassen. Vorübergehend treten Schwellungen und manchmal »blaue Flecken« von unterschiedlicher Dauer und Ausprägung auf. Beim Blick zur Seite ist die gestraffte Muskulatur zu spüren, in der Tiefe ein Spannungsgefühl, das einige Wochen anhalten wird. Schmerzen treten nach der Operation nicht auf. Am Anfang ist die Haut im Gesicht und an den Ohren stellenweise taub. Das normalisiert sich jedoch im Laufe von Wochen.
Anfangs sollte das Gesicht mehrfach am Tag mit einer feuchtigkeitsspendenden, wirkstofffreien Creme gepflegt werden, später mit der gewohnten Tages- oder Nachtcreme. Duschen und Haarewaschen ist täglich erlaubt. Direktes Sonnenlicht, Hitze, Sauna und Solarium müssen vier Wochen lang gemieden werden, anschließend ist ein Sonnenschutz

mit hohem Lichtschutzfaktor zu empfehlen. Sport und Saunieren können meistens nach sechs Wochen wieder starten. Wann Operierte wieder gesellschaftsfähig sind, richtet sich nach der Dauer der Schwellungen und blauen Flecken, mit denen in der Regel für etwa zwei Wochen zu rechnen ist.

Das Fadenmaterial bzw. die Hautklammern werden in der Regel nach fünf bis zehn Tagen entfernt. Weitere Kontrollen werden nach vier Wochen und sechs Monaten empfohlen. In der ganzen Zeit finden noch kleine, aber wichtige Veränderungen statt. Etwa ein bis eineinhalb Jahre vergehen, bis die letzten Veränderungen abgelaufen sind.

4.1.7 Komplikationen und Risiken

Zu den dauerhaften, denkbaren Komplikationen gehört an erster Stelle der Nervenschaden des Nervus facialis. Er äußert sich in einer teilweisen Gesichtslähmung. Das Risiko hierfür wird ganz wesentlich von der Ausbildung und Erfahrung des Operateurs bestimmt.

Vorübergehende Komplikationen umfassen unter anderem Schwellungen, blaue Flecken, Wundheilungsstörungen, verbreiterte Narben. Diese sind häufiger bei Patienten, die rauchen oder an unbehandeltem hohen Blutdruck, Durchblutungsstörungen, Zuckerkrankheit, abgelaufenen Infekten leiden oder eine Chemotherapie hinter sich haben. In aller Regel lassen sich diese Komplikationen durch geeignete Maßnahmen, zumindest von einem Erfahrenen, gut beherrschen.

Kosten: Facelift ab 5 500 Euro, zuzüglich Kosten für Anästhesie und Klinikaufenthalt.

4.2 Stirnlift

Wenn ein Gesicht müde, traurig oder streng wirkt, geht dieser Eindruck häufig vom oberen Drittel des Gesichts aus. Wird die Haut unelastisch, so sinken die Augenbrauen herunter, insbesondere die seitliche Augenbrauenpartie. Häufig entsteht der Eindruck eines Schlupflides. In diesem Fall ein Oberlid-Lifting durchzuführen, wäre aber grundfalsch. Vielmehr müssen die Augenbrauen wieder an ihren Platz gebracht werden. Beim Anheben der Augenbraue entfaltet sich das Auge, es wirkt offen,

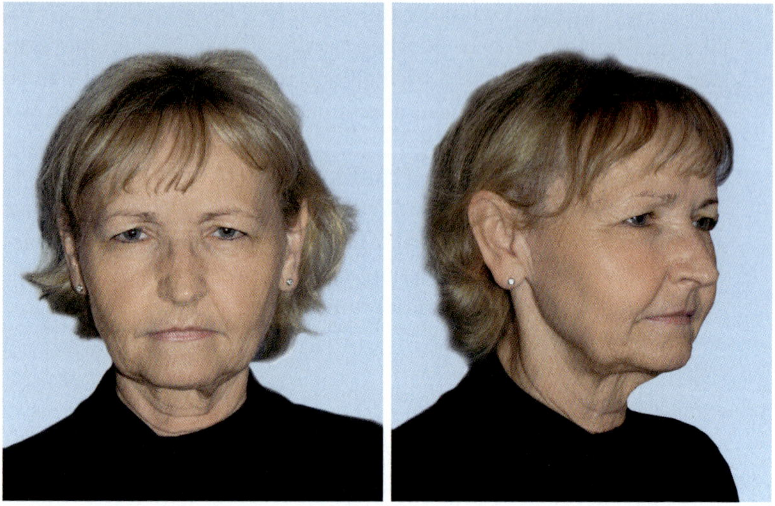

Abb. 4.4: Stirnlift. Beispielhafter Befund vor einem Stirnlift (von vorne und halbseitlich).

frisch und strahlend. Der Eindruck eines müden, traurigen Ausdrucks verschwindet (s. **Abb. 4.4**). Querfalten, Zornesfalten und Krähenfüsse werden gleichzeitig korrigiert, indem man die Überaktivitität der beteiligten Muskeln zurückdrängt.

Die Höhe zwischen Augenbraue und Haaransatz entscheidet über den äußeren Eindruck. Eine zu hohe Stirn wirkt alt, eine niedrige Stirn unvorteilhaft. Die Wahl des geeigneten Stirnlifting-Verfahrens muss deshalb die Proportionen berücksichtigen.

Der Schnitt wird entweder in die Haaransatzlinie oder weiter zurück in das Haar gelegt (s. **Abb. 4.5**). Haut und Unterhautfettgewebe werden von der Muskelschicht gelöst und können nun angehoben werden (offenes Stirnlift). Ein Haarverlust ist nicht zu befürchten. Die Narben sind in der Regel unscheinbar. Nach der Operation kann ein taubes »pelziges« Gefühl, »Kribbeln« oder »Ameisenlaufen« auftreten, welches aber in der Regel rasch von selbst wieder abklingt.

Eine Alternative ist das endoskopische Stirnlift, also die »Schlüsselloch-Chirurgie«. Hier wird ein optisches Gerät, das Endoskop, über einen kleinen Schnitt im Haarbereich eingeführt. Alle zur Operation notwen-

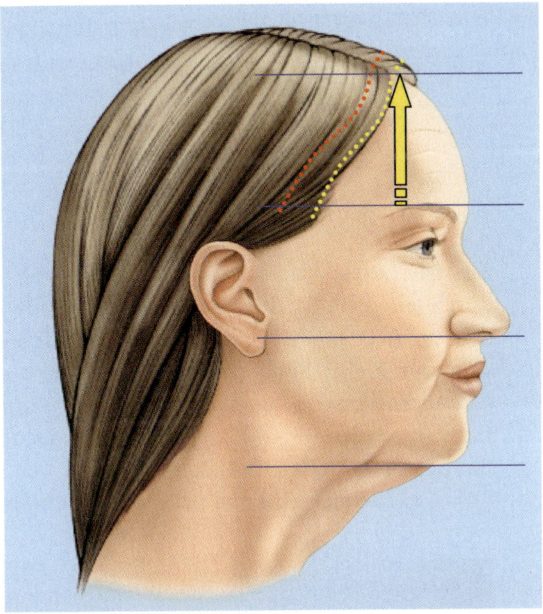

Abb. 4.5: Schematische Darstellung der Schnittführung beim Stirnlifting.

digen Geräte werden durch dieses Endoskop vorgeschoben. Der Operateur löst, verlagert und verankert das Gewebe.
Welches Verfahren letzten Endes eingesetzt wird, hängt von den notwendigen Maßnahmen, aber auch von den Patientenwünschen ab. Wichtig ist die Entscheidung, ob nur die Höhe der Augenbrauen, die Höhe der gesamten Stirn oder auch Stirnfalten behandelt werden sollen.
Kosten: Stirnlift ab 3 000 Euro, zuzüglich Kosten für Anästhesie und Klinikaufenthalt.

5 Ein strahlender Blick

Axel Arlt und Gerhard Sattler

Ein frischeres, klareres, jüngeres Aussehen lässt sich vielfach schon durch einen vergleichsweise kleinen Eingriff, die Korrektur der Augenlider, erzielen. Medizinische Gründe für eine solche Operation sind beispielsweise eine Sehbeeinträchtigung durch ein herabhängendes Oberlid, austrocknende Augen durch schlaffe Unterlider oder Zerstörung der Lider durch Tumoren. Häufig werden Augenlidkorrekturen aus rein ästhetischen Gründen durchgeführt. Die Haut der Lider ist besonders dünn, sodass sich eine nachlassende Hautspannung hier besonders früh

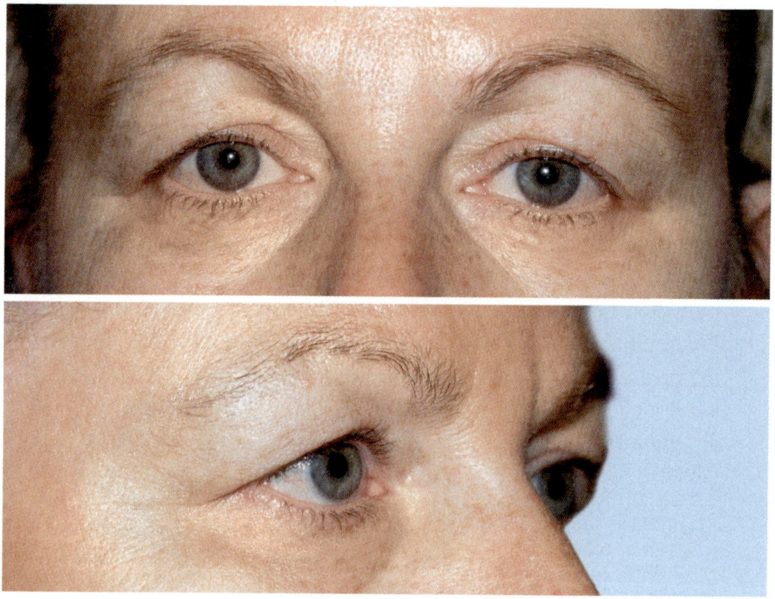

Abb. 5.1: Oberlidlifting. Beispielhafter Befund vor einem Oberlidlifting (von vorne und halbseitlich).

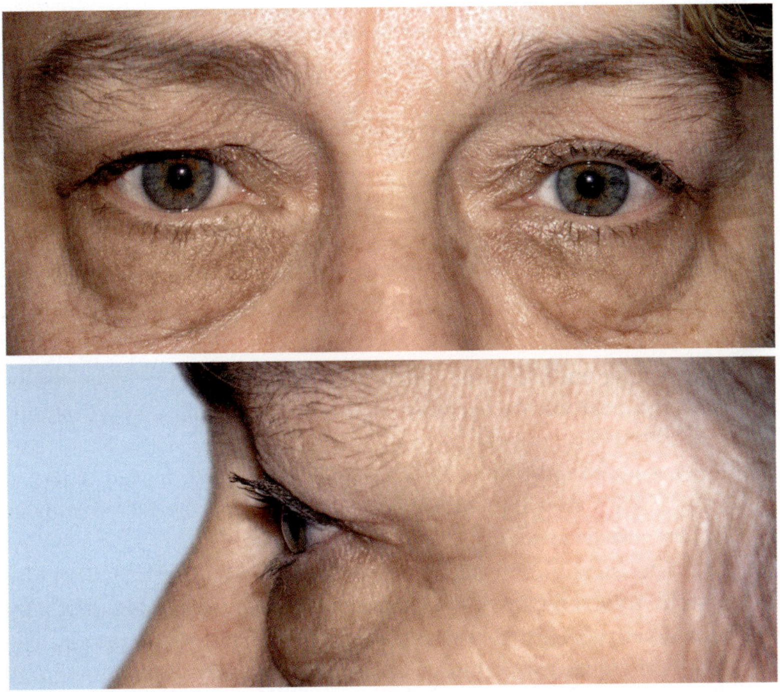

Abb. 5.2: Ober- und Unterlidlifting. Beispielhafter Befund vor einem Ober- und Unterlidlifting (von vorne und seitlich).

bemerkbar macht. Hängende Oberlider (Schlupflider, **s. Abb. 5.1**) und/oder Fettablagerungen und Hautüberschuss an den Unterlidern (Tränensäcke, **s. Abb. 5.2**), lassen die Augen alt, müde und unharmonisch wirken. Durch ein Lidlifting wirken die Augen wieder offener und strahlender. Der müde Eindruck wird getilgt, die Kontur der Augen wirkt wieder glatt und gepflegt.

Ob eine Lidstraffung dies erreichen kann, hängt aber nicht allein davon ab, ob die Lider ermüdet wirken. Der Operateur muss die gesamte Region um die Augen herum analysieren: Sind die Augenbrauen abgesunken? Wie beeinflussen Stirn, Jochbogen und Wangen den Gesamteindruck? Oft ist ein »Schlupflid« nur vorgetäuscht: Das eigentliche Problem geht von tiefer gesunkenen Augenbrauen aus, die das Gewebe nach unten schieben und wie ein Hautüberschuss der Oberlider wirken.

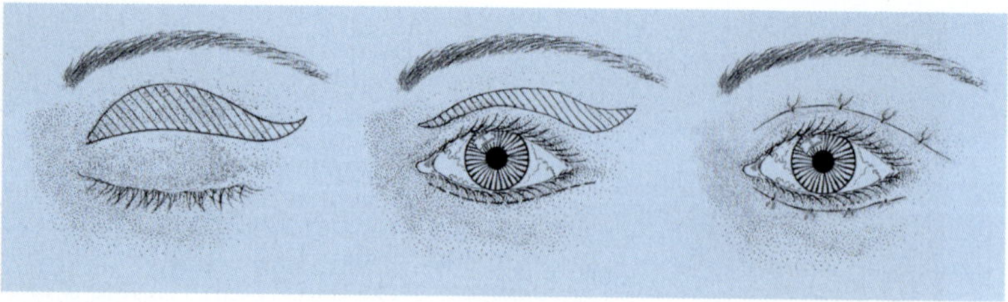

Abb. 5.3: Schematische Darstellung einer Ober- und Unterlidstraffung.

Hier würde eine alleinige Oberlidkorrektur nicht nur nicht viel bewirken, sondern möglicherweise sogar die Ästhetik und Funktion verschlechtern.

Ein weiterer Punkt ist zu bedenken: Jeder Eingriff an den Lidern muss sicherstellen, dass die Lidform und -funktion erhalten bleiben bzw. wieder hergestellt werden.

Die Lidstraffung entfernt die überschüssige Haut, erschlafftes Muskelgewebe und verlagertes Fett. Manchmal ist es notwendig, den äußeren Lidwinkel zu befestigen, damit das Unterlid dort nicht absteht. Die feine Augenlidhaut wird mit dünnstem Nahtmaterial verschlossen. **Abbildung 5.3** stellt die Schnittführung und den Wundverschluß bei einer Oberlid- und Unterlidstraffung schematisch dar.

Feine Knitterfältchen im Bereich der Unterlider können insbesondere bei Fehlen von ausgeprägten Tränensäcken idealerweise mit dem CO_2-Laser flächig behandelt werden. Diese spezielle Lasertechnik wurde bereits im Kapitel Faltenbehandlung ohne Skalpell (s. S. 45) ausführlich dargestellt. **Abbildung 5.4** zeigt eine Patientin vor einem Oberlidlifting und einer CO_2-Laserbehandlung der Unterlider.

Die genannten Lidoperationen können sehr gut und schmerzfrei in örtlicher Betäubung, bei Bedarf auch zusätzlich im Dämmerschlaf durchgeführt werden. Der Eingriff ist ambulant möglich. Allerdings sollte der Patient danach nicht selbst nach Hause fahren oder dort in den ersten Stunden alleine sein. Körperliche Schonung und Hochlagerung des Kopfes beim Schlafen auf einem Kissen sind empfehlenswert, um unnötige Schwellungen und Blutergüsse oder sogar eine Nachblutung zu vermeiden.

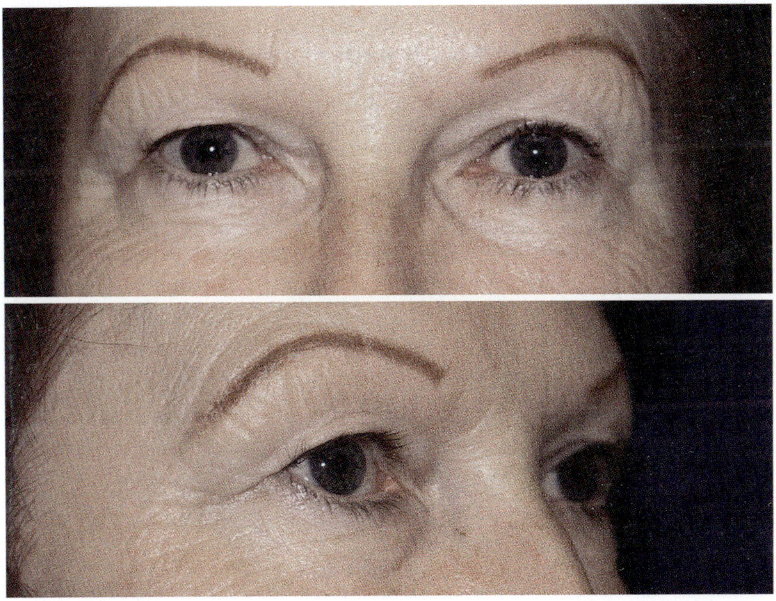

Abb. 5.4: Oberlidlifting und CO_2-Laser-Behandlung der Unterlider. Beispielhafter Befund vor der Operation (von vorne und halbseitlich).

5.1 Risiken

Am Unterlid kann nach einer Operation das abheilende Gewebe schrumpfen. Dies wäre ungünstig für die Lidfunktion und sieht zudem unschön aus. Deshalb ist besonders am Unterlid ein besonders vorsichtiges Operieren notwendig. Überschüssiges Gewebe darf hier nur sehr zurückhaltend entfernt werden.

Neben den allgemeinen Operations- und Narkoserisiken bestehen die speziellen Operationsrisiken z.B. in einer Beeinträchtigung des Lidschluss, d.h. das Auge kann nicht vollständig geschlossen werden. Dies wiederum kann ein trockenes Auge bis hin zum Hornhautgeschwür nach sich ziehen. Das Unterlid kann abstehen, sodass die weiße Augenbindehaut unter der Iris sichtbar bleibt und austrocknet. Auch ein ästhetisches Risiko ist gegeben. So kann die Augenform unschön verändert werden, der Blick traurig wirken oder Tränensäcke können weiterhin bestehen bleiben, wenn die Operationstechnik unzureichend war.

5.2 Nachbehandlung

Die feine Naht wird in den ersten Tagen mit einem schmalen, hautfarbenen Pflasterstreifen abgedeckt. Die Fäden werden in der Regel am fünften Tag nach der Operation entfernt. Kleinere Blutergüsse und Lidschwellungen sind nach ca. 10–14 Tagen abgeklungen. Die feinsten Narben sind schon nach wenigen Wochen kaum mehr sichtbar.
Für ein Oberlidlifting entstehen **Kosten** von etwa 1 500–2 000 Euro, für ein Unterlidlifting muss mit ca. 2 000–2 500 Euro gerechnet werden.

6 Eine schöne Silhouette: Fett – einfach wegsaugen?

Birgit Wörle und Gerhard Sattler

Um einen schönen Körper zu modellieren, steht die Fettabsaugung, im Fachbegriff Liposuktion, für viele Partien des Körpers zur Verfügung. Fettpolster, die sich häufig Gymnastik und Diät widersetzen, lassen sich damit dauerhaft entfernen, um die Proportionen zu harmonisieren. Für eine allgemeine Gewichtsabnahme ist die Methode jedoch nicht geeignet.
Die Liposuktion wurde vor über 30 Jahren eingeführt und hat sich seitdem sehr gewandelt und weiterentwickelt. Eine dieser Weiterentwicklungen ist die Tumeszenz-Lokalanästhesie, die das Verfahren schonender machte und das Risiko senkte. Hier wird das zu behandelnde Gebiet mit großen Flüssigkeitsmengen unterspritzt, die gleichzeitig ein Betäubungsmittel enthalten. Die Liposuktion wird dadurch nicht nur schmerzarm, sondern sie lockert das Fettgewebe. Das erleichtert das Absaugen der Fettzellen deutlich. Seit 20 Jahren wird überwiegend diese vom amerikanischen Hautarzt und Pharmakologen Jeffrey Klein entwickelte Methode eingesetzt. Eine Narkose ist bei der Fettabsaugung nicht erforderlich, sie hat sogar Nachteile. Im Normalfall müssen zusätzlich zur Tumeszenz-Lokalanästhesie keine Narkose- oder Schmerzmittel gegeben werden.
Aber auch andere Weiterentwicklungen bringen die Methode stetig voran, beispielsweise die technische Ausrüstung, wie z. B. die Pumpen für das Einbringen der Tumeszenzlösung und das Absaugen. Heute steht eine ausgereifte Technik zur Liposuktionsbehandlung zur Verfügung.

6.1 Wann ist eine Liposuktion sinnvoll?

Die Fettabsaugung kann Fettpölsterchen bei ideal- bis normalgewichtigen Menschen, die auf Diät und gezieltes Training nicht ansprechen, dauerhaft entfernen. Die Patienten (Frauen und Männer) sollten mindestens 18 Jahre alt und gesund sein, um das Operationsrisiko so gering wie möglich zu halten.

Jüngere Frauen zwischen 20 und 40 Jahren stören sich häufig an erblich bedingten Fettpolstern, beispielsweise an den Oberschenkeln (»Reithosen«, **s. Abb. 6.1** und **6.2**) oder am Hals (Doppelkinn, **s. Abb. 6.3** und **6.4**). Aber auch Frauen zwischen 50 und 60 Jahren oder älter können von einer Liposuktion profitieren. Bei ihnen besteht das Problem oft in einer unproportionierten Fettgewebsansammlung aufgrund hormonel-

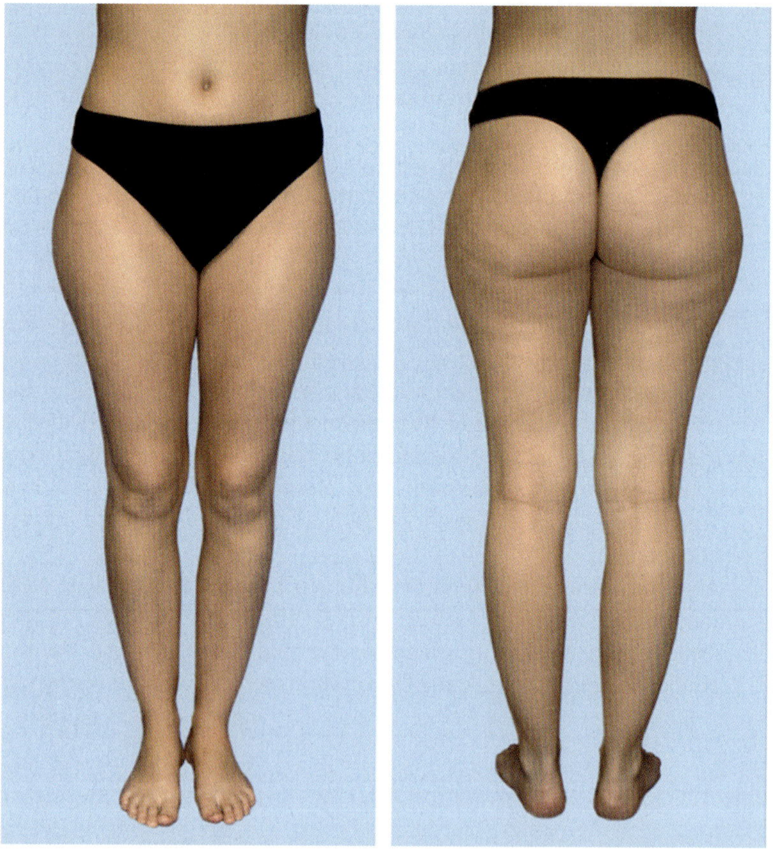

Abb. 6.1: Liposuktion der Beine. Beispielhafter Befund einer typischen Reithose (von vorne und hinten).

ler Veränderungen im Lauf der Wechseljahre. Alle diese Patientinnen finden oft kaum die passende Kleidung. Hosen und enge Röcke spannen an den Oberschenkeln und stehen gleichzeitig in der Taille weit ab. Oder Blusen und Blazer sitzen nicht richtig, am Bauch zeichnen sich »Schwimmreifen« ab. Die Körperform ist besonders für Frauen ein wesentliches ästhetisches Merkmal, das für ihre weibliche Rolle bedeutsam ist. Schlanke, lange Beine sind der Traum fast jeder Frau. Eine elegante Körpersilhouette vermittelt Sicherheit im Auftreten und macht selbstbe-

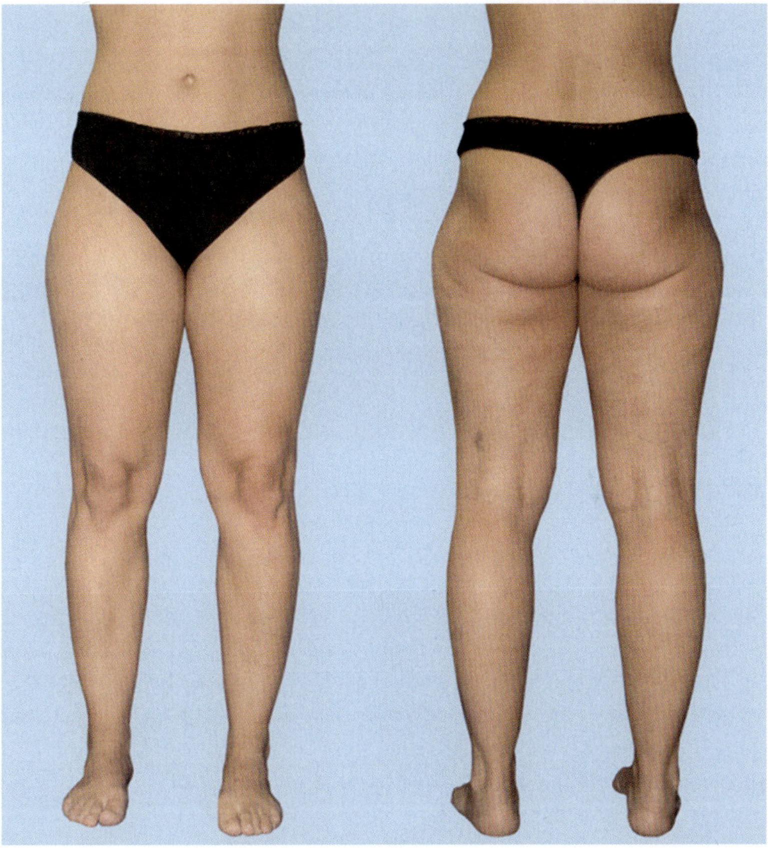

Abb. 6.2: Liposuktion der Beine. Beispielhafter Befund einer typischen Reithose (von vorne und hinten).

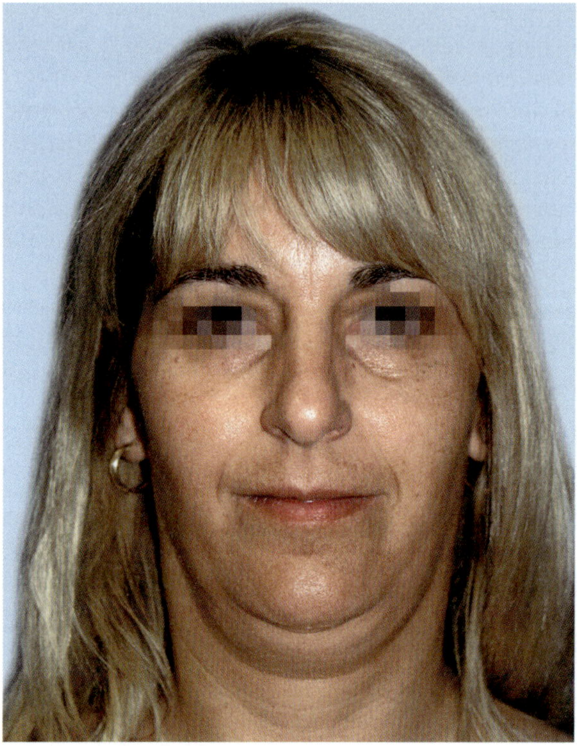

Abb. 6.3: Liposuktion des Halses. Beispielhafter Befund eines typischen Doppelkinns.

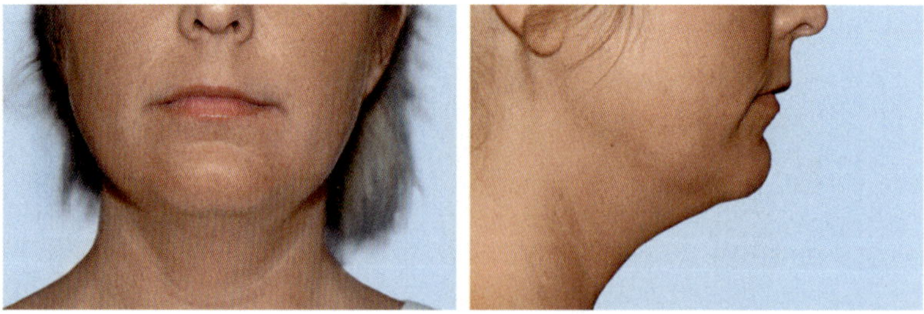

Abb. 6.4: Liposuktion des Halses. Doppelkinn mit verstrichenen Konturen am Hals vor der Behandlung (von vorne und seitlich).

wusst. Dies gilt zunehmend auch für Männer, die sich immer häufiger einer Fettabsaugung zu unterziehen. Eine der typischen Zonen beim Mann ist die Brust (s. **Abb. 6.5**). Eine Liposuktion an Bauch, Taille und Hüften wird immer häufiger von beiden Geschlechtern zur Körperformung gewünscht (s. **Abb. 6.6**).

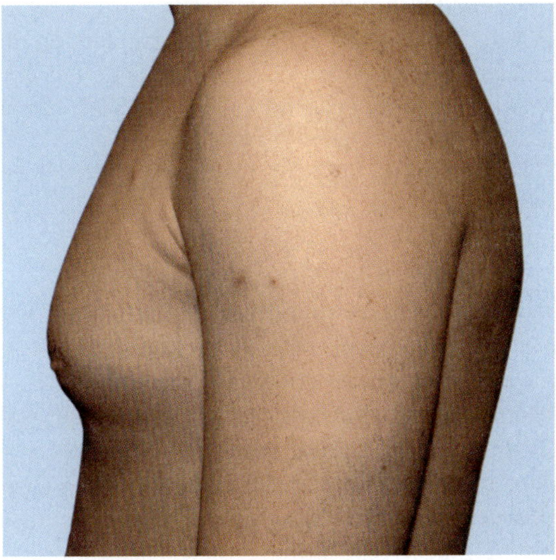

Abb. 6.5: Liposuktion der männlichen Brust. Beispielhafter Befund von seitlich vor der Behandlung.

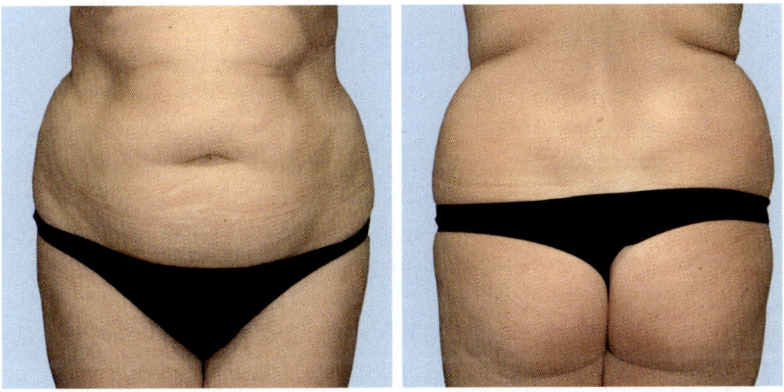

Abb. 6.6: Liposuktion von Bauch, Taille und Hüften. Beispielhafter Befund von vorne und hinten vor der Behandlung.

Neben der rein ästhetisch begründeten Liposuktion gibt es jedoch auch medizinische Gründe, beispielsweise Erkrankungen des Fettgewebes wie das sogenannte Lipödem. Hierbei ist das Unterhautfettgewebe in bestimmten Körperzonen vermehrt und geschwollen, dabei auch schmerz- und berührungsempfindlich. Häufig besteht eine Neigung zu blauen Flecken. Diese besondere Form der Fettverteilungsstörung findet sich fast ausschließlich bei Frauen und vor allem an den Ober- und Unterschenkeln. Hier führt die Liposuktion zur langfristigen Heilung. Bei einem Lipödem ist es daher immer einen Versuch wert, eine Kostenübernahme durch die Krankenkasse zu erreichen, wenn das auch nur selten erfolgreich ist.

6.2 Die örtliche Betäubung

Bei der Tumeszenz-Lokalanästhesie (*tumescere*, lat: aufblasen) werden große Mengen einer verdünnten Lokalanästhesie-Kochsalz-Lösung ins Unterhautfettgewebe infiltriert. Außerdem enthält die Lösung das gefäßverengende Epinephrin (= Adrenalin) und Natriumbikarbonat, welches ein schmerzfreies Einbringen der Lösung ermöglicht. Zusätzlich ist wenig Kortison enthalten, um eine schmerzhafte Entzündung des Gewebes zu unterdrücken. Blutungen während des Eingriffs und die anschließende Schwellung werden durch die Tumeszenz-Lokalanästhesie (TLA) enorm vermindert.

Die TLA bringt bei der Liposuktion vielfältige Vorteile. Besonders bei der Liposuktion an den Beinen ist es wichtig, dass der Patient aktiv mitarbeiten kann: Für ein gleichmäßiges Behandlungsergebnis muss er auf dem Operationstisch verschiedene Haltungen einnehmen und die Muskulatur aktiv anspannen. Dadurch entsteht eine feste muskuläre Unterlage, sodass das Fettgewebe in verschiedenen Ebenen optimal und gleichmäßig entfernt werden kann. Die örtliche Betäubung erlaubt zudem, dass der Patient sofort angeben kann, ob und wo Schmerzen auftreten. Das warnt den Operateur vor einer eventuellen Gefahr. Bei einer Vollnarkose ist diese Rückmeldung durch den Patienten nicht möglich.

Um die TLA-Lösung in das Fettgewebe einbringen zu können, werden an der Haut zunächst kleine Quaddeln mit einem örtlichen Betäubungsmittel gesetzt. Über diese betäubten Stellen werden dickere Kanülen schmerzfrei in das Fettgewebe vorgeschoben. Mit einer Pumpe wird die Lösung über ein Verteilersystem mit bis zu zwölf Schläuchen langsam in das Gewebe gebracht – der Arzt spricht von »infiltriert«. Das Fettgewebe dehnt sich dadurch und wird prall. Je nach Dehnbarkeit des Gewebes und der Größe der zu behandelnden Zonen können bis zu 8 Liter TLA-Lösung erforderlich sein, um das Gewebe gut auf die Absaugung vorzubereiten.

Allerdings darf nicht unbegrenzt viel Flüssigkeit in den Körper eingebracht werden. Die in einer Sitzung behandelten Zonen dürfen nur so groß sein, dass eine bestimmte Menge an Flüssigkeit nicht überschritten wird, um das Risiko nicht überproportional zu steigern. Diese Grenze richtet sich wiederum nach dem Körpergewicht des Patienten und nach der notwendigen Konzentration des Lokalanästhetikums in der Lösung.

Im optimalen Fall erscheint das Gewebe prall gespannt, »hart wie eine Wassermelone«. Das Risiko von Unregelmäßigkeiten nach Liposuktion ist in diesem Fall wesentlich geringer. Die Infiltration dauert je nach Volumen und Infiltrationsgeschwindigkeit etwa eine Stunde. Nach einer Einwirkzeit von etwa 30 Minuten beginnt die eigentliche Liposuktion.

6.3 Methoden der Liposuktion

Die heute am besten bewährte Methode ist die Liposuktion in Tumeszenz-Lokalanästhesie mittels Vibrations-Technik, auch Rüttler-Technik genannt. Hierbei wird die Absaugkanüle mit Hilfe eines Elektromotors in hochfrequente Schwingungen versetzt. Die Kanüle lässt sich dadurch leichter im Fettgewebe vorschieben, löst die Fettzellen schonender aus dem Bindegewebe und schont auch Blut- wie Lymphgefäße und Nervenfasern. Die Absaugkanülen mit einem Durchmesser von 2–5 mm sind zwischen 10 und 30 cm lang. Das gelöste Fettgewebe und ein kleiner Teil der TLA-Lösung werden mit einer Saugpumpe in einen Auffangbehälter abgezogen. Die Menge des abgesaugten Fettgewebes kann exakt abgelesen werden. In einer Sitzung sollten nie mehr als 4 Liter Fett abgesaugt werden. Auf Wunsch wird aus dem Material Eigenfett für eine spätere Faltenunterspritzung entnommen und aufbereitet (s. S. 38).

Seit vielen Jahren versucht man, die Liposuktion durch Ultraschall zu erleichtern und zu verbessern. Bisher konnten sich diese Verfahren aber nicht durchsetzen, weil zu oft das Ergebnis ästhetisch nicht ausreichend zufrieden stellte. Aktuelle Entwicklungen wie der Soft-Laser aus Mittelamerika oder die Wasserstrahl-Absaugungsmethode sind Neuerungen, die sich auf dem Weltmarkt noch nicht durchsetzen konnten, weil ihre Wirksamkeit bisher noch nicht nachgewiesen wurde und auch das Risiko erhöht ist.

6.4 Ablauf der Fettabsaugung

Der Patient liegt während der Operation. Zunächst werden mehrere 4–6 mm lange Schnitte gesetzt, um die Absaugkanüle über diese Einschnitte in das Fettgewebe einzuführen. Der Patient spürt eine Vibration, selten ein »Ziehen«, jedoch keinen Schmerz. Sollte das in Ausnahmen doch der Fall sein, kann er unkompliziert ein Schmerzmedikament über die Vene erhalten. Die Kanüle wird in mehreren Ebenen fächerförmig vorgeschoben und zurückgezogen, um die jeweilige Zone gleichmäßig von Fett zu befreien. Der Patient arbeitet hier mit, indem er nach Aufforderung des Operateurs unterschiedliche Positionen einnimmt. Kurz nach Beginn der Liposuktion lässt bereits die Hautspannung nach, weil Flüssigkeit und Fett entfernt wurden. Damit Scherkräfte die Absaugung nicht beeinträchtigen, spannt die Assistenz die Haut. Die Absaugung dauert etwa eine Stunde.

6.5 Die Zeit nach der Operation

Nach der Fettabsaugung werden die kleinen Einschnitte mit Klammerpflastern verschlossen oder mit einem Wundpflaster bedeckt, damit die im Gewebe verbliebene Lösung in den nächsten zwei bis drei Tagen ungehindert ablaufen kann. Die Lösung strömt in den ersten Stunden nach der Operation besonders stark aus den unteren Einschnitten, der Schwerkraft folgend. Vlies-Vorlagen saugen die austretende rosarote Flüssigkeit auf. Sie werden unter einem passenden Kompressionsmieder fixiert.
Viele Patienten schätzen die Möglichkeit, nach dem operativen Eingriff für eine Nacht in der Klinik zu bleiben, und empfinden es als sehr komfortabel, sich bei den Verbandswechseln helfen zu lassen. Das Mieder

verhindert ein übermäßiges Anschwellen der abgesaugten Areale und fängt Stöße oder Gewebserschütterungen durch Bewegungen ab (**s. Abb. 6.7**). Es stabilisiert das Gewebe von außen wie eine »Schutzhülle« und sollte in der ersten Woche möglichst durchgehend, in den folgenden zwei bis drei Wochen tagsüber getragen werden. Viele Patienten tragen es sogar länger, da es als sehr angenehm empfunden wird. Duschen ist bereits am ersten Tag nach der Liposuktion erlaubt, hierfür ist das Mieder natürlich kurz auszuziehen. Es kann dann ggf. auch per Hand gewaschen werden.

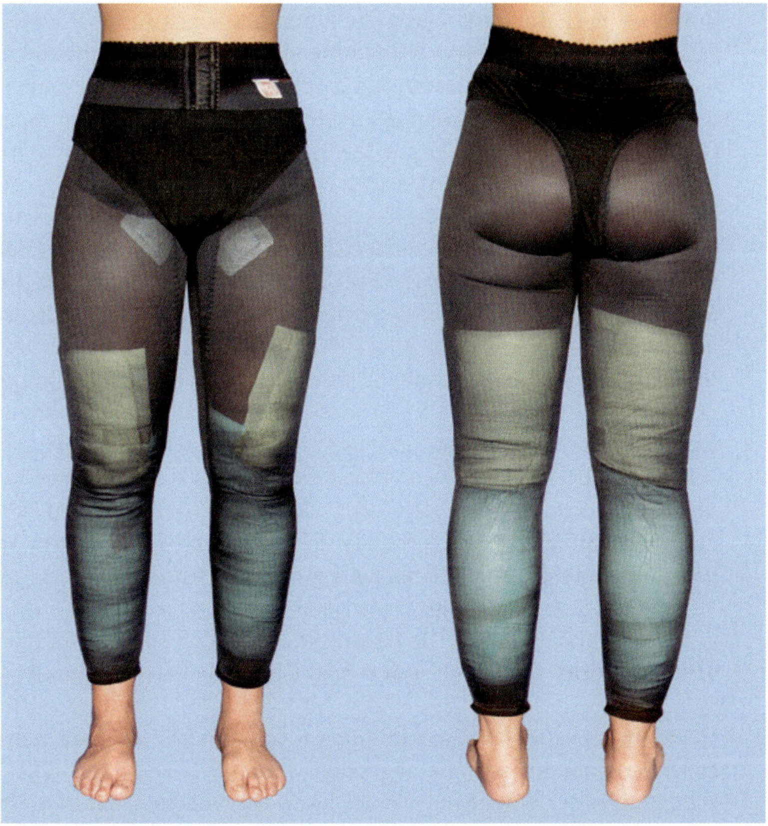

Abb. 6.7: Kompressionsmieder nach Liposuktion der Beine.

In den ersten Stunden nach der Fettabsaugung treten keine Schmerzen auf. Wenn die Wirkung der TLA nachlässt, stellt sich ein leichter Wundschmerz ein, vergleichbar einem Muskelkater. Diese Beschwerden nehmen in der Regel im Verlauf einer Woche rasch ab und können bei Bedarf mit einem Schmerzmedikament behandelt werden. Wegen der Gefahr von Nachblutungen sollten zehn Tage vor bis zehn Tage nach der Operation kein Aspirin® (Acetylsalicylsäure) oder Schmerzkombinationspräparate mit dem Wirkstoff Acetylsalicylsäure eingenommen werden. Zur Verfügung stehen beispielsweise die Inhaltsstoffe Ibuprofen oder Paracetamol.

Um einer Infektion des Wundgebietes vorzubeugen, ist über die ersten fünf Tage nach der Absaugung die Einnahme eines Antibiotikums vorgesehen. Gegen eine Gerinnselbildung in den Venen (Thrombose) erhalten die Patienten vorbeugend sogenannte Heparin-Spritzen. Einen weiteren Schutz bietet es, wenn der Patient in den ersten Tagen nach der Operation drei bis vier Liter pro Tag trinkt. Auch Bewegung ist unmittelbar nach der Operation gewünscht: Pro Stunde etwa 10 Minuten Spazieren vermindert zusätzlich die Thromboseneigung. Körperliche Anstrengung sollte jedoch in den ersten Tagen vermieden werden. Manche Patienten gehen bereits nach zwei bis drei Tagen wieder zur Arbeit. Komfortabler ist es sicherlich, wenn man sich eine Woche Urlaub gönnen kann.

Eine Woche nach der Liposuktion kann man die abgesaugten Körperzonen mit der flachen Hand leicht massieren. Manuelle Lymphdrainagen sind im Einzelfall hilfreich, um eine Schwellung schneller abklingen zu lassen. Möglicherweise fühlen sich Bereiche über den abgesaugten Körperzonen wochenlang »pelzig« oder »taub« an. Das Empfinden kehrt jedoch vollständig zurück, da die Hautnerven durch das operative Vorgehen nur gereizt und nicht langfristig geschädigt wurden.

6.6 Das Resultat

In einem Liposuktions-Eingriff können 50–70 % der vorhandenen Fettzellen in einer Körperzone abgesaugt werden. Diese abgesaugten Fettzellen bildet der Körper nicht mehr nach. Das bedeutet, dass die erzielte Körperform beständig ist. Nimmt man später Gewicht zu oder ab, wird sich die »neue« Körperform also proportional verändern, ohne dass z. B.

wieder eine Reithose entsteht. Infolge der Fettabsaugung verändert sich auch der Hautzustand in der operierten Region, und zwar so, als habe man durch eine besondere Diät genau an dieser Stelle abgenommen. Während der Heilungsphase nach der Operation schrumpft das Bindegewebe zusammen mit der darüberliegenden Haut, bis beides auf die Unterlage »passt«. Um eine glatte Hautoberfläche zu erhalten, muss während der Operation eine gewisse Fettschicht belassen werden: Sie dient der Unterfütterung der Haut.

Zellulite (Orangenhaut) wird durch die Fettabsaugung zum Teil günstig beeinflusst oder sogar deutlich verringert. Obwohl die Fettabsaugung oft zu sehr sehenswerten Ergebnissen mit eindeutig verbesserter Figur führt, ist es nicht realistisch, sich die Traumfigur und die Gewebestraffheit eines Teenagers zu erhoffen. Der Ausgangsbefund, d.h. der Zustand des Gewebes, mit dem man ins Rennen geht, ist wesentlich für das Ergebnis nach der Liposuktion. Je fester und straffer die Haut vor dem Eingriff ist, umso besser wird das Ergebnis nach der Operation sein. Ist die Haut schon eher schlaff, wird sie weniger gut auf das neue Maß schrumpfen. Hier kommen dann jedoch zusätzliche Straffungseingriffe (s. Kap. Schönheitsideal: Straffer Körper, S. 84), in Frage.

Die Wundheilung nach Liposuktion zieht sich über 18 Monate hin. Die entscheidenden Momente im Heilungsverlauf sind die ersten Tage, in denen die TLA-Lösung noch ausläuft, die Wochen 4–6, in denen eine innere Vernarbung stattfindet, die Wochen 16–18, in denen sich die maximale Schrumpfung des behandelten Gewebes zeigt und schließlich die Monate 8–12, in deren Verlauf sich das Hautbild schließlich normal bis makellos ausbildet. Bis auf unscheinbare, sehr kleine Narben verrät dann nichts mehr die Liposuktion.

6.7 Kontrollen

Eine Kontrolle des Heilungsverlaufs wird am Tag nach der Operation sowie zwischen dem 10. und 14. Tag nach der Operation empfohlen. Eine Kontrolle des ästhetischen Ergebnisses ist wegen des langen Wundheilungsverlaufes nach vier bis sechs Monaten vorgesehen. Hierbei wird das Ergebnis auch fotografiert, um einen objektiven Vergleich zum Ausgangsbefund erzielen zu können.

6.8 Komplikationen und Risiken

Die Liposuktion in Tumeszenz-Lokalanästhesie ist besonders sicher. Studien belegen: Unter Vollnarkose steigt unabhängig von der Absaugungstechnik das Risiko schwerer Komplikationen. Aber auch bei der Liposuktion in Tumeszenz-Lokalanästhesie können selten ästhetische oder medizinische Komplikationen auftreten, besonders wenn die Technik nicht sorgfältig umgesetzt wurde.

Zu den ästhetischen Komplikationen zählen in erster Linie Unter- und Übersaugungen, d.h. es wurde zu wenig oder zu viel abgesaugt. Unregelmäßigkeiten wie Dellen oder asymmetrisch eingezogene Bereiche empfinden Patienten als besonders unschön. Dass man sich einer Fettabsaugung unterzogen hatte, darf zumindest nach einigen Wochen bis wenigen Monaten von Uneingeweihten nicht mehr erkennbar sein.

Zu den medizinischen Nebenwirkungen zählen Schwellungen, Blutergüsse und – vorübergehend – Taubheitsgefühl der Haut oder Gewebeverhärtungen. Schwere Komplikationen, wie Thrombose und als deren Folge eine Lungenembolie, die auch tödlich ausgehen kann, eine Infektion des betroffenen Hautbereichs, Nachblutung, Zystenbildung, dauerhafte Gewebeverhärtungen und Hautverfärbungen, die Verstopfung von Blutgefäßen durch eine sogenannte Fettembolie oder allergische Reaktionen treten nur extrem selten auf. Gerade bei einem ästhetischen Eingriff muss jedoch in einem seriösen Beratungsgespräch auf die Möglichkeit dieser schweren Komplikationen hingewiesen werden, und der Patient sollte Gelegenheit haben, alle diesbezüglichen Fragen in zufriedenstellender Ausführlichkeit beantwortet zu bekommen.

Die **Kosten** richten sich nach der Größe der behandelten Körperzonen. Zu rechnen ist mit etwa 2 500 bis 5 000 Euro.

6.9 Ist die »Fett-weg-Spritze« eine Alternative zur Liposuktion?

Schön wäre es ja, wenn man sich die unschönen Pölsterchen so einfach und schnell »wegspritzen« lassen könnte! Die sogenannte »Fett-weg-Spritze« enthält den Wirkstoff Phosphatidylcholin, der schon lange als Medikament für die Cholesterinsenkung und zur Behandlung von Fettembolien zugelassen ist. Die Idee, Phosphatidylcholin ins Fettgewebe einzuspritzen, um es »aufzulösen«, hatte eine brasilianische Hautärztin vor mehr als zehn Jahren. Worauf die Wirkung beruht, kann derzeit nur vermutet werden. Am ehesten ist anzunehmen, dass die Spritze Entzündungsreaktionen im Fettgewebe auslöst, die kleinere Ansammlungen von Fettzellen zum Schrumpfen bringen können. Die äußeren Zeichen dieser Reaktion sind Hautrötung und Gewebeschwellung. Bisher gibt es jedoch keine wissenschaftliche Langzeitstudie mit einem direkten Wirkungsnachweis.

Das Präparat ist in Deutschland für die Anwendung im Bereich des Fettgewebes nicht zugelassen. Eine gezielte und kontrollierte Körperformung, wie sie durch die Liposuktion erreicht werden kann, ist durch das Einspritzen dieses Medikamentes in das Fettgewebe derzeit nicht vorstellbar. Möglicherweise eignet sich das Präparat jedoch zur Behandlung kleiner Körperareale. Wenn beispielsweise nach einer Liposuktion noch ein Restbefund stört, kommt eventuell diese »Spritze« in Frage. In Zukunft erhofft man sich, aus den laufenden Anwendungsbeobachtungen mehr Kenntnisse hierzu zu gewinnen.

7 Schönheitsideal: Straffer Körper

Stefan Kalthoff und Gerhard Sattler

Teilweise lassen sich unschöne Proportionen nicht allein mit einer Fettabsaugung korrigieren. Wenn die Muskulatur überdehnt ist, wie bei einer schlaffen Bauchdecke, oder die Haut nicht mehr elastisch genug ist, um glatt an Armen oder Beinen anzuliegen, kommen Straffungsoperationen in Frage.

7.1 Bauchdeckenstraffung

Nach Geburten oder nach einer stärkeren Gewichtsabnahme sind manche Frauen mit ihrer Bauchdecke unzufrieden. Auch Männer stören sich zuweilen an der eigenen faltigen, schlaffen Bauchhaut. Die Bauchdecke wirkt »ausgeleiert«, weil die Muskulatur erschlafft und die Haut nun »zu groß« ist. Manchmal ist auch die Sehnenplatte des großen Bauchmuskels überdehnt. Die Schlaffheit beruht häufig darauf, dass das Unterhautgewebe zerreißt. Sichtbar wird es nicht selten an Dehnungsstreifen, den sogenannten »Schwangerschaftsstreifen«, die aber auch bei Nichtschwangeren auftreten können. Wenn das Unterhautgewebe und die Haut auf diese Art überdehnt sind, kann körperliches Training nur noch sehr wenig ausrichten, auch bezüglich der auseinander gewichenen Muskulatur.

Eine Bauchdeckenstraffung bietet die Möglichkeit, das Erscheinungsbild zu verbessern. Bei diesem Eingriff strafft der Operateur die Muskulatur der Bauchwand und entfernt erschlafftes Gewebe wie auch größere Fettdepots (»Fettschürze«) am Ober- und Unterbauch.

Damit das Operationsergebnis nicht nur schön, sondern auch dauerhaft wird, sollte zum Zeitpunkt der Operation das Wunschgewicht erreicht sein und bei Frauen die Familienplanung abgeschlossen sein, denn alle Gewichtsschwankungen oder Überdehnungen, z.B. auch durch eine Schwangerschaft, können das Ergebnis beeinflussen.

Die Bauchdeckenstraffung erfasst Ober- und Unterbauch. Eine Narbe entsteht am Oberrand des Schamhügels und läuft in die Leistenbeuge aus. Der innere Bauchnabel bleibt zwar an seiner ursprünglichen Stelle, aber sein Austrittspunkt an der Haut wird versetzt. Die Schnittführung wird in **Abbildung 7.1** schematisch dargestellt. Wenn nur der Unterbauch betroffen ist, kann man auch ausschließlich hier den Haut- und Fettüberschuss entfernen, ohne den Nabelbereich zu verändern.

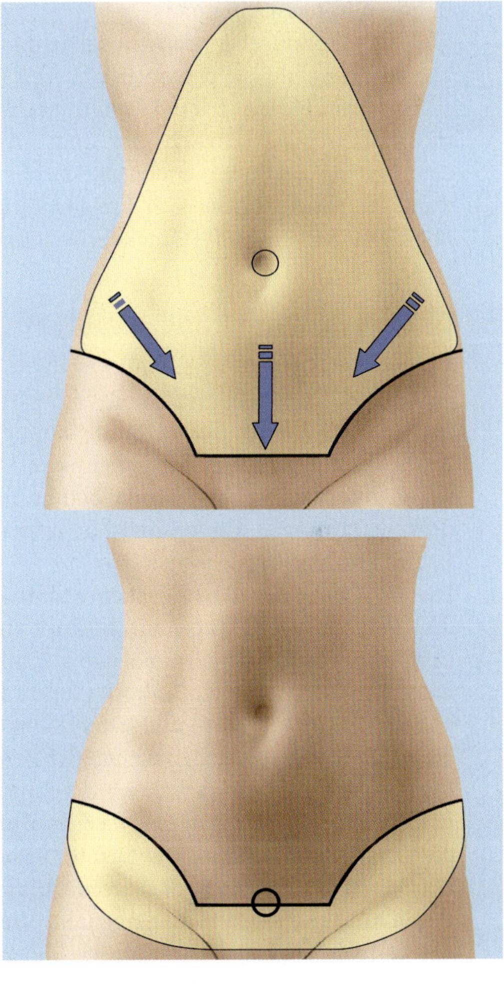

Abb. 7.1: Bauchdeckenstraffung. Schematische Darstellung der Schnittführung und Mobilisation.

7.1.1 Risiken

Wie bei jeder Operation können Blutergüsse und Schwellungen auftreten, die sich in der Regel von selbst zurückbilden. Infektionen des Wundgebiets sind sehr selten und heilen in der Regel unter geeigneter Antibiotikaeinnahme vollständig ab. Wundheilungsstörungen sind selten. In einigen Fällen werden sie durch Risikofaktoren gefördert, die der Patient mitbringt, so z.B. durch eine Zuckerkrankheit, Rauchen oder Blutgerinnungsstörungen.
Weil die Wundfläche relativ ausgedehnt ist, besteht hier eine höhere Thrombosegefahr als bei vielen anderen Operationen. Das Risiko lässt sich senken, indem sich der Patient nach der Operation möglichst früh wieder bewegt. Zusätzlich gibt man »Anti-Thrombose-Spritzen«, die einen gerinnungshemmenden Wirkstoff enthalten. Bei sorgfältiger Auswahl der Patienten, die sich für den Eingriff eignen, durch den Operateur ist der Eingriff »Bauchdeckenstraffung« jedoch komplikationsarm.

7.1.2 Ablauf

Die Bauchdeckenstraffung ist mit einem Klinikaufenthalt von mehreren Tagen verbunden, denn der Patient muss nach der Operation durch geschultes medizinisches Personal betreut und überwacht werden. Bauchdeckenstraffungen werden meist in Vollnarkose vorgenommen, weil der Eingriff recht ausgedehnt ist.
Die OP-Dauer der Bauchdeckenstraffung beträgt zwischen zwei und drei Stunden. Der Hautschnitt beginnt am Oberrand der Schambehaarung und läuft in die Leistenbeuge aus **(s. Abb. 7.1)**. Ein zweiter Schnitt umschneidet den Nabel. Bis hoch zu den Rippen werden die Bauchmuskulatur und das Haut- und Unterhautgewebe voneinander abgelöst. Wenn die Bauchmuskeln auseinander gewichen sind, werden sie in der Mitte gerafft. Dadurch erscheint die Bauchwand flacher, und die Taille wird betont. Der Hautmantel wird nun nach unten gestrafft, um dann die überschüssige Haut unter leichter Spannung zu entfernen. Anschließend wird der innerlich an seinem Platz verbliebene Bauchnabel in die nun darüber liegende Haut eingenäht. Nach Verschluss der Wunde wird ein Verband angelegt. Um die sich bildende Wundflüssigkeit nach au-

ßen ableiten zu können, werden ins Operationsgebiet mehrere Schläuche eingelegt, die außen mit einer Flasche verbunden werden (Redon-Drainage). Wenn sich nach mehreren Tagen kein Wundsekret mehr bildet, können diese Schläuche herausgezogen werden.
Wenn nur der Hautüberschuss am Unterbauch entfernt werden soll, strafft der Operateur nur die Haut zwischen dem Nabel und dem unteren Schnitt (s. **Abb. 7.1** unten).

7.1.3 Nachbehandlung

In den ersten Tagen nach der Bauchdeckenstraffung sind im Wundgebiet Schmerzen spürbar, die von der gestrafften Muskulatur ausgehen und die Bewegung einschränken. Der Arzt verordnet ggf. Schmerzmittel.
Nach einigen Tagen werden die Wunddrainagen entfernt, man sollte sich auch danach noch Ruhe gönnen. Schwellungen, Blutergüsse und die teilweise beobachtete Taubheit der Haut bilden sich innerhalb einiger Wochen nach der Operation in der Regel vollkommen zurück.
Ein zuvor angepasstes Mieder ist für vier bis sechs Wochen zu tragen. Sport ist nach etwa sechs bis acht Wochen wieder möglich.
Kosten: Bauchdeckenstraffung ab 4 000 Euro, zuzüglich Kosten für Anästhesie und Klinikaufenthalt.

7.2 Oberarmstraffung

An der Oberarminnenseite führt der Elastizitätsverlust des Bindegewebes dazu, dass die Haut zusehends schlaff wird und der Hautmantel nicht mehr anliegt. Wird die »zu weite« Haut faltig, so kann eine Oberarmstraffung das Aussehen der Arme sehr deutlich verbessern. Allerdings entsteht eine Narbe. Diese Narbe und der Wunsch eines schlankeren, weniger faltigen Arms müssen gegeneinander abgewogen werden.
Für den Eingriff legt der Chirurg einen spindelförmigen Schnitt an der Innenseite des Oberarmes an (**s. Abb. 7.2**). Von hier aus befreit er die Haut von der Unterlage und strafft sie. Um die Haut von der Muskulatur zu trennen, steht die sogenannte VIMOTIS-Technik zur Verfügung. Mit Hilfe einer Spezialkanüle wirken Vibrationen auf das Gewebe ein, so-

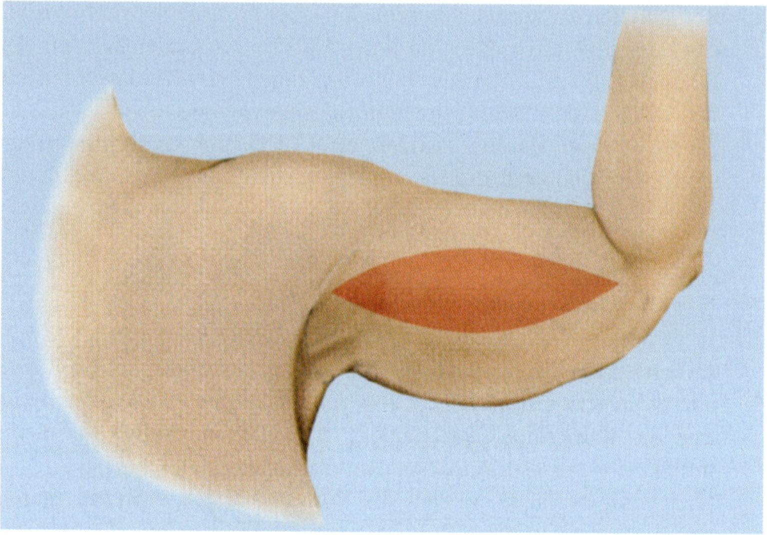

Abb. 7.2: Oberarmstraffung. Schematische Darstellung der Schnittführung.

dass es sehr schonend von der Unterlage getrennt werden kann. Der Vorteil: Die hauchdünnen Lymphgefäße bleiben hierbei weitestgehend erhalten. Würden sie zerstört, könnte das Gewebswasser nur erschwert abfließen, und es käme zur Gewebeschwellung (Lymphödem). Um Wundflüssigkeit nach außen abzuleiten, werden Schläuche eingelegt, über die das Sekret in eine Flasche mit Unterdruck abgesaugt wird. Diese Drainageschläuche werden nach einem Tag entfernt.
Der Eingriff wird meist in Vollnarkose durchgeführt. Dies erfolgt in Rücksicht auf den Patienten, da die spezielle Lagerung der Arme für die gesamte Zeitdauer der Operation unangenehm und anstrengend ist. Eine Oberarmstraffungsoperation ist mit einem Klinikaufenthalt von einem Tag verbunden. Die Vermeidung von Sport, eine Schonung der Arme und das Tragen eines leichten Druckverbands sind für die Dauer von etwa drei Wochen zu empfehlen. Die Narbenheilung ist bei geringer Beanspruchung der oberen Extremitäten besser, und es entstehen häufig unscheinbare, strichförmige Narben.
Kosten: Oberarmstraffung ab 3 000 Euro, zuzüglich Kosten für Anästhesie und Klinikaufenthalt.

7.3 Innenbeinstraffung

Häufig sammelt sich unter Hormoneinfluss an der Oberschenkelinnenseite betont Fettgewebe an. Wenn es stört, ist an erster Stelle zu überlegen, ob eine Fettabsaugung in Frage kommt. Wenn aber das Bindegewebe bereits erschlafft ist, treten entweder bereits vor oder spätestens nach der Fettabsaugung störende Falten auf. Eine Innenbeinstraffung kann dann das Aussehen deutlich verbessern.
Hierzu wird ein halbmondförmiger Schnitt in die Leiste gelegt, der bis in die Gesäßfalte ausläuft (**s. Abb. 7.3**). Von hier aus wird die Haut von der Unterlage abgelöst und gestrafft. Auch hier steht die besonders schonende VIMOTIS-Technik zur Verfügung, bei der Vibrationen das Ablösen unterstützen und gleichzeitig dafür sorgen, dass die feinen Lymphgefäße kaum zerstört werden. Schwellungen und eine Lymphstauung werden mit dieser Technik weitgehend vermieden.

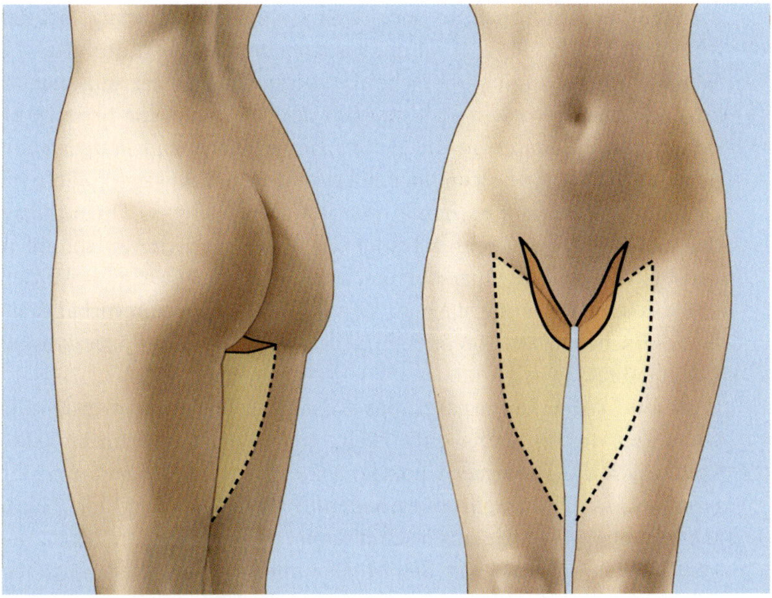

Abb. 7.3: Innenbeinstraffung. Schematische Darstellung von Schnittführung und Mobilisation.

Die Narbe ist häufig unscheinbar und verheilt sehr gut. Früher wurde zusätzlich eine senkrechte Naht angelegt, vergleichbar mit der Innennaht einer Hose. Das Ergebnis ist hierbei jedoch ästhetisch nicht befriedigend, sodass dieses Vorgehen weitgehend verlassen wurde.
Der Eingriff wird meist in Vollnarkose durchgeführt und ist mit einem Klinikaufenthalt von einem Tag verbunden. Die Drainagen werden nach einem Tag entfernt. Eine Druckbehandlung mittels einer Kompressionshose ist für vier bis sechs Wochen empfehlenswert. Eine körperliche Schonung ist für drei bis vier Wochen angeraten.
Kosten: Innenbeinstraffung ab 3 500 Euro, zuzüglich Kosten für Anästhesie und Klinikaufenthalt.

7.4 Bodylift

Das »Bodylift« kommt in Frage, wenn die Haut allgemein sehr stark erschlafft ist, beispielsweise wegen einer Bindegewebsschwäche, einer starken Gewichtsabnahme oder nach einer Fettabsaugung, bei der die über dem Fett liegende Haut nicht ausreichend geschrumpft ist.
Wenn die Haut an der Oberschenkelvorderseite, an der Außenseite und am Gesäß »abgerutscht« ist, machen die Patienten eine typische Handbewegung: Sie fassen in die Hüfte, ziehen Haut und Fettgewebe nach oben, als ob sie eine Hose hochziehen würden, und sagen: »So hätte ich es gerne.« Hier gibt es heute eine gewebeschonende Operationsform, das Bodylift. Diese Technik bringt das Gewebe wieder an seinen richtigen Platz, wenn die Oberschenkel und das Gesäß korrigiert werden sollen. Gleichzeitig entfernt man den Haut- und, wenn vorhanden, den Fettüberschuss. Das Ergebnis: Eine deutlich schönere Körperkontur und Hautqualität.
Basierend auf Erkenntnissen des Chirurgen Lockwood wurde eine Abwandlung des Bodylifts entwickelt, die VIMOTIS-Technik. VIMOTIS kombiniert die Tumeszenz-Lokalanästhesie und die sogenannte Vibrationsmobilisation (Mobilisation bedeutet hier: Befreiung von Haut und Unterhautgewebe von ihrer Unterlage). Bisher wurden beim Bodylift Haut und Unterhaut von der Muskelunterlage komplett abgelöst. Die Folge waren häufig Blutergüsse und Gewebswasser-Ansammlungen (Serome). Sie konnten oft nicht gründlich genug nach außen abgeleitet werden, sodass die Patienten länger stationär bleiben mussten, weil die Hei-

lung Zeit beanspruchte. Seit der Anwendung von VIMOTIS bleiben wichtige Querverbindungen in der Haut, Blut- und Lymphgefäße weitestgehend erhalten. Wundheilungsstörungen und ausgedehnte Flüssigkeitsansammlungen werden dadurch vermieden. Die deutlich höhere Patientensicherheit ist zugleich mit einer verkürzten Heilung verbunden. Die Liegezeit konnte von durchschnittlich 14 Tagen auf vier bis fünf Tage verkürzt werden.

7.4.1 Technik

Der Schnitt verläuft vom Schamhügel steil bogenförmig nach oben über den Beckenkamm und zieht dann flach abwärts zur Gesäßfalte (**s. Abb. 7.4**). Hier kann die Form der Oberschenkelvorder- und -außenseite sowie des Gesäßes korrigiert werden. Durch den seitlichen Zug werden

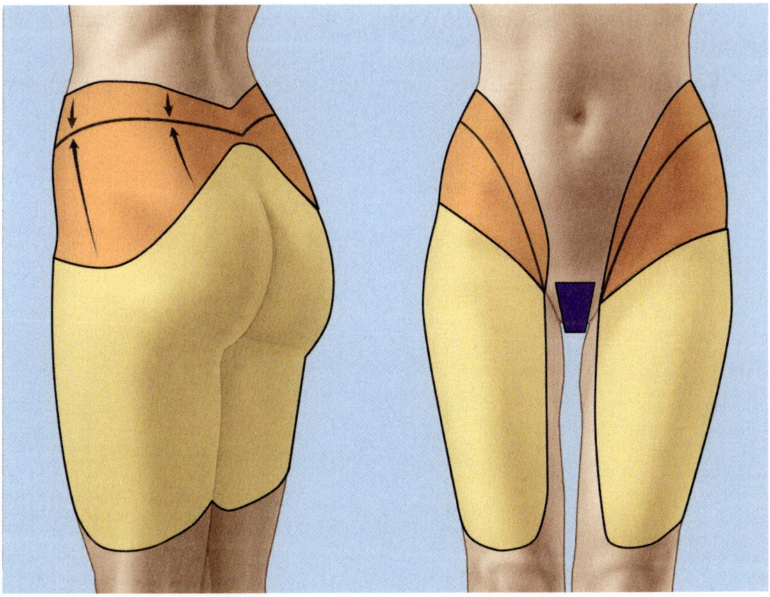

Abb. 7.4: Bodylift. Schematische Darstellung von Schnittführung und Mobilisation.

der Ober- und Unterbauch flacher. Bei einem deutlichen Hautüberschuss am Bauch kann der Eingriff mit einer Bauchdeckenplastik kombiniert oder in einer zweiten Sitzung durchgeführt werden. Als zusätzliche Maßnahmen sind nur ein weiterer Schnitt parallel zum Schamhügel (Kaiserschnitt) sowie die Nabelversetzung erforderlich.
Der Eingriff wird in Vollnarkose durchgeführt und ist mit einem zwei- bis viertägigen stationären Aufenthalt verbunden. Die flüssigkeitsausleitenden Drainagen werden nach dieser Zeit gezogen, die Fäden nach 14 Tagen. Die Arbeitsfähigkeit ist über eine bis zwei Wochen eingeschränkt. Über vier Wochen sollte ein Kompressionsmieder getragen werden.
Wie sich die Narben entwickeln, hängt von der Belastung der Haut, der Gewebequalität und Erbfaktoren ab, nicht zuletzt aber auch von der Operationstechnik, die dafür sorgen muss, dass keine Spannung auf der Hautnaht liegt. Obwohl die Narben verhältnismäßig lang sind, kommen die Patienten damit gut zurecht: Sie sind gut unter einer entsprechenden Bekleidung zu verstecken. Das gestiegene Selbstbewusstsein und Wohlbefinden machen in vielen Fällen die Länge der Narben wieder wett.
Kosten: Bodylift ab 8 000 Euro, zuzüglich Kosten für Anästhesie und Klinikaufenthalt.

8 Eine Nase wie Kleopatra

Axel Arlt

Bei den Nasenkorrekturen überschneiden sich nicht selten die Gründe für den Eingriff: Der Wunsch kann ästhetisch, funktionell oder medizinisch begründet sein. Eine rein ästhetische Korrektur kann beispielsweise bei Höckernase, zu langer, schiefer oder zu breiter Nase gewünscht sein. In **Abbildung 8.1** wird die Korrektur einer Höckernase (vorher: links, nachher: rechts) schematisch dargestellt. Die Verbesserung der Nasenatmung, des Geruchs- und damit auch Geschmackssinns ist ein funktioneller Grund für die Korrektur der Nasenform; medizinisch kann sie angezeigt sein bei wiederholten Nasennebenhöhlenentzündungen, Ohrbelüftungsproblemen, bei bestimmten Schlafstörun-

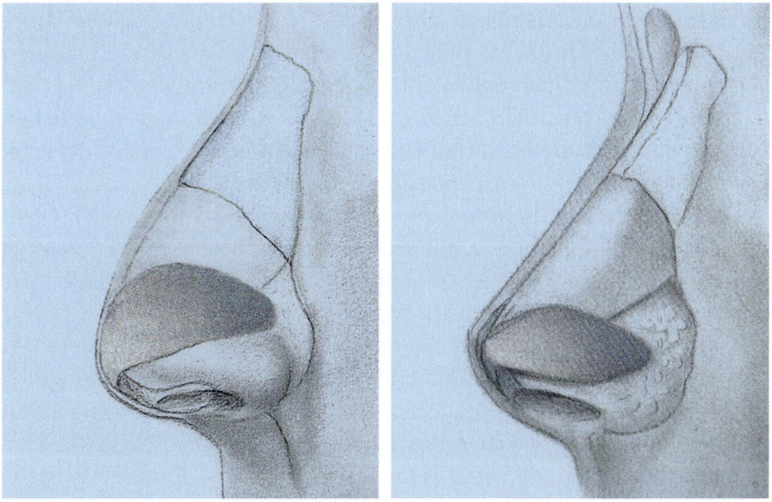

Abb. 8.1: Höckernase. Schematische Darstellung der Korrektur (vorher links, nachher rechts).

gen, Atemwegskrankheiten oder nach Entstellungen, z. B. durch Unfall, Tumoren oder misslungenen Nasenvoroperationen.
Welcher Grund auch vorliegt, die Ziele gleichen sich: Die äußere Nasenform soll ästhetisch und harmonisch zum übrigen Gesicht passen, wobei gleichzeitig die Nasenfunktion verbessert und bestehende Beschwerden behandelt werden sollen. Eine ästhetische Nasenkorrektur darf die Nasenfunktion nicht verschlechtern. Somit müssen bei Nasenoperationen immer sowohl die Funktion als auch die Ästhetik berücksichtigt werden.

8.1 Erwartungen

Der Gesichtseindruck wird wesentlich vom mittleren Gesichtsdreieck, also Augen und Nase geprägt. Eine Nase, die zum Gesicht passt, beachtet man meist nicht. Fällt die Nase dagegen unharmonisch »aus dem Rahmen«, wirkt sich das enorm auf das Gesamterscheinungsbild aus. In solchen Fällen kann eine Nasenkorrektur ein Gesicht sehr wirksam harmonisieren.
Was hier möglich ist und Erfolg verspricht, hängt vom Operateur und der Operationstechnik ab, aber auch sehr wesentlich von den Voraussetzungen, die der Patient mitbringt. Was im individuellen Fall machbar ist, muss bei der Operationsplanung genau analysiert werden. So darf z. B. eine große Nase nicht beliebig verkleinert werden, denn man riskiert dabei, dass sich die Haut und Unterhaut dem neu geformten Nasengerüst nicht anlegen. Ein unschönes Ergebnis wäre die Folge.
Darüber hinaus bewirken die Heilungsprozesse nach jeder Operation noch Veränderungen, z. B. durch innere Narben, die weder vom Operateur noch vom Patienten beeinflusst werden können. Deshalb kann das Operationsergebnis niemals exakt vorhergesagt werden.
Aufgrund dieser Tatsache ist auch die Simulation des späteren Ergebnisses am Computer eher kritisch zu sehen. Zwar kann man damit dem Patienten das Operationsziel verdeutlichen. Aber solche Simulationen können keine zuverlässige Aussage über das Ergebnis machen. Häufig wecken sie beim Patienten eine falsche Erwartung, die durch die Operation möglicherweise nicht zu erfüllen ist. Außerdem gilt: Wer am Computer gut zeichnen kann, muss noch lange kein guter Operateur sein.

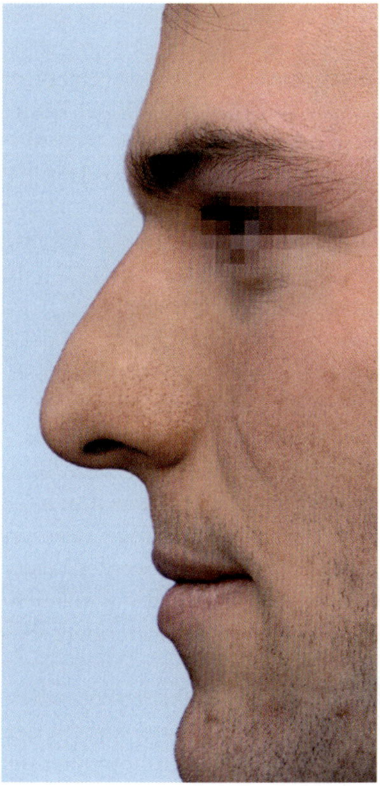

Abb. 8.2: Höckernase mit abgesunkener Spitze. Beispielhafter Befund vor Korrektur.

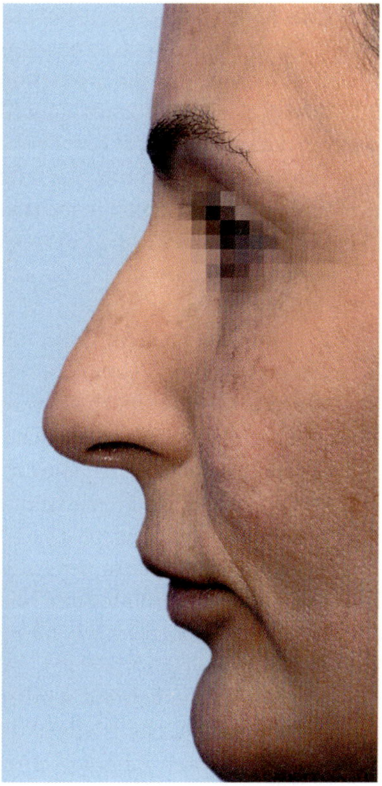

Abb. 8.3: Langnase. Beispielhafter Befund vor Korrektur.

Um dem Patienten das Geplante und Mögliche zu veranschaulichen, zeigen seriöse Chirurgen Bilder bereits behandelter Patienten mit ähnlichen Befunden. Ein Patient, der z. B. eine Langnase (s. **Abb. 8.3**) operieren lassen möchte, sollte sich also Bilder von Patienten zeigen lassen, die einen ähnlichen Befund, also eine zu lange Nase, hatten. Der fotografische Nachweis, dass der Chirurg wunderbar Höckernasen (s. **Abb. 8.2**) operieren kann, nutzt dem Patienten mit der zu langen Nase dagegen wenig.

8.2 Die Methode

Die Schnitte für die Operation liegen im Naseninneren. Operiert wird durch die Nasenlöcher (geschlossener Zugang). Manchmal kann auch ein kleiner zusätzlicher Schnitt am Nasensteg (offener Zugang) sehr sinnvoll sein. Die nur 3–4 mm lange Narbe heilt bei korrekter Technik praktisch immer fast unsichtbar ab.

Vor dem Eingriff sorgt der Operateur mit Tropfen für ein Abschwellen der Nasenschleimhaut. Zusammen mit anderen Maßnahmen reduziert das die Blutung auf ein Minimum. Im Inneren der Nase wird die Schleimhaut vorsichtig von der Nasenscheidewand gelöst. An der äußeren Nase werden Haut und Unterhaut vom Nasengerüst abgelöst. Eine verkrümmte Nasenscheidewand kann danach begradigt werden. Form und Größe der Nasenmuscheln werden nun angepasst und das knöcherne und knorpelige Gerüst der Nase umgeformt. So kann beispielsweise ein Höcker abgetragen, eine zu breite Nasenspitze durch Umformung des Flügelknorpels verschmälert oder eine zu lange Nase verkürzt werden. Dabei muss sehr sorgfältig berücksichtigt werden, dass sich Haut und Unterhaut dem Nasengerüst anschließend gut anlegen können, also nicht zu weit werden. Davon hängt das Ergebnis ganz entscheidend ab.

Die Nasenscheidewand wird mit inneren, sich selbst auflösenden Nähten stabilisiert, ebenso der Nasensteg, und letztlich verschließt der Chirurg die kleinen Zugangsschnitte mit feinen selbst auflösenden Nähten. Teilweise werden für eine bis drei Wochen auch dünne weiche Folien an beiden Seiten der Nasenscheidewand angebracht.

Zum Schluss wird die Nase durch einen Gipsverband geschient und die innere Nase mit inneren Wundauflagen versorgt. Auf die in vielen Kliniken üblichen Nasentamponaden kann bei entsprechend abgewandelter Operationstechnik verzichtet werden, was dem Patienten Schmerzen erspart und die Phase nach der Operation spürbar erleichtert.

Der Eingriff wird in der Regel in Vollnarkose ausgeführt, ohne Narkosegase, sondern mit der modernen total intravenösen Anästhesie (TIVA). Wenn der Eingriff begrenzt bleibt, steht auch eine örtliche Betäubung, ergänzt durch Dämmerschlaf, zur Verfügung. Die Vollnarkose bietet allerdings eine höhere Sicherheit davor, dass während der Operation entstehendes Sekret in die tieferen Atemwege gelangt und dort Probleme hervorruft.

8.3 Risiken

Neben den Risiken, die jede Narkose oder Operation mit sich bringen und über die Operateur und Narkosearzt im Einzelnen aufklären, besteht – abhängig von der Erfahrung des Operateurs – das Risiko, dass die Nasenform anschließend nicht zum Gesicht passt oder dass die Nase unnatürlich, »operiert« aussieht. Weiterhin ist nicht völlig ausgeschlossen, dass die Nasenatmung behindert wird oder der Patient an einer trockenen Nase leidet. Nasenoperationen gehören zu den technisch anspruchvollsten und schwierigsten Operationen und sollten nur von Spezialisten durchgeführt werden.

8.4 Nachbehandlung

In der ersten Nacht nach der Operation wird der Patient in der Klinik überwacht. Um Schwellungen zu vermindern, wird das Gesicht gekühlt. Die Wundauflagen werden – schmerzfrei – am ersten Tag nach der Operation entfernt, und der Patient erhält Informationen zur Nasenpflege und zum weiteren Verhalten. Nach einer Woche stellt er sich zum Verbandswechsel wieder vor. Gipsschiene oder ein spezieller Pflasterverband werden neu angelegt, wiederum nach einer Woche kontrolliert und abgenommen, wenn die Wundheilung problemlos verlief.

Auf Sport, direkte Sonneneinstrahlung, Solarium, Sauna und heiße Wannenbäder müssen die Operierten für sechs Wochen bis drei Monate verzichten.

Die Nase fühlt sich in den ersten drei bis sechs Monaten meist relativ fest an, und die Beweglichkeit der Nase und der Oberlippe kann eingeschränkt sein. Nach einer Faustregel benötigt das vollständige Abheilen etwa ein Jahr.

In der ersten Woche ist körperliche Schonung angezeigt. Ob in der zweiten Woche bereits leichte Aktivitäten möglich sind, hängt von der individuellen Heilung ab. Gesellschaftsfähigkeit ist meist nach Ablauf von zwei Wochen wieder gegeben. Mäßige Schwellungen, die meist nur vom Patienten selbst bemerkt werden, können noch über mehrere Wochen bestehen.

8.5 Besonderheiten

Die Nasenchirurgie ist eine technisch und ästhetisch sehr anspruchsvolle Spezialdisziplin, die an den Operateur besonders hohe Ansprüche stellt. Eine wesentliche Besonderheit der Nasenkorrekturoperation kann nicht genug betont werden: Es müssen immer beide Aspekte, Ästhetik und Funktion, berücksichtigt werden. Für den Patienten bedeutet das, dass er mit größter Sorgfalt einen Spezialisten suchen sollte, der sowohl die ästhetische als auch die funktionelle Nasenchirurgie erlernt hat und mit langjähriger Erfahrung beherrscht. Ein seriöser Operateur ist stolz auf seine Ausbildung und seine Behandlungsergebnisse und wird diese gerne offen darlegen.

Für eine Nachoperation einer bereits voroperierten Nase kommt nur noch eine kleine Anzahl von Spezialisten in Frage, die den Anforderungen solcher Operationen wirklich gewachsen ist.

In Betracht kommen z.B. Fachärzte für Hals-Nasen-Ohren-Heilkunde oder Fachärzte für Plastische Chirurgie. Jedoch ist die Facharztbezeichnung allein noch kein verlässliches Kriterium, weil z.B. der HNO-Arzt zwar die medizinischen Aspekte der Nasenchirurgie erlernt haben sollte, aber normalerweise damit keine Ausbildung in der ästhetischen Nasenchirurgie verbunden ist. Auch die Zusatzbezeichnung Plastische Operationen ist noch kein Garant für die Befähigung zur ästhetischen bzw. ästhetisch-funktionellen *Nasen*chirurgie. Der Plastische Chirurg erhält in der Regel keine Ausbildung in der funktionellen Chirurgie der inneren Nase.

Der wichtigste Punkt ist also die Frage, ob der Operateur unabhängig von der Facharztbezeichnung sowohl die funktionelle als auch die ästhetische Nasenchirurgie und ggf. die häufig sehr komplexen Nachoperationen beherrscht. Von Interesse ist die Frage, wie viele Patienten mit einem ähnlichen Befund wie der eigene vom jeweiligen Chirurgen operiert wurden und wie seine Resultate aussehen.

8.6 Techniken

Bei ästhetischen Nasenoperationen werden zu häufig standardisierte Operationsmethoden angewendet. Die sogenannten »Resektions-Rhinoplastiken« (Resektion = Zurückschneiden, Rhinoplastik = Nasenformung) entfernen im Wesentlichen (scheinbar) überschüssiges Gewebe. So wird häufig am Nasenrücken etwas abgetragen, ein Teil der Nasenflügelknorpel, die für Form und Stabilität der Nasenspitze entscheidend sind, entfernt und häufig auch ein Teil der unteren Nasenscheidewand abgetragen, um die Nase zu verkleinern, zu verkürzen und zu betonen. Dass diese Operationstechniken so verbreitet sind, obwohl sie nicht dem besten Vorgehen entsprechen, dürfte daran liegen, dass sie sich leichter und zeitsparender durchführen lassen. Auf den ersten Blick mag es sogar plausibel erscheinen, wenn z. B. eine zu große Höcker-Lang-Nase durch Gewebsentfernung verkleinert wird. Häufig erzielen diese Methoden jedoch nicht die gewünschten Ergebnisse oder bleiben deutlich hinter den Möglichkeiten zurück.

Ein Verkleinern des stützenden Nasengerüstes beeinträchtigt dessen Stabilität häufig sehr. Dadurch verändert sich die Nase teilweise nach der Operation auf unerwünschte Art. So kann z. B. die zu stark geschwächte Nasenspitze weit absinken. Es entstehen ein Pseudohöcker und eine oft breite, plumpe Nasenspitze.

Besser sind Operationsverfahren, welche die Nasenanatomie erhalten bzw. so umformen, dass das Nasenstützgerüst stabil bleibt. Diese individuell abgestimmten Operationstechniken basieren auf der Erkenntnis, »dass eine Nase primär alles hat, was sie braucht, nur nicht immer am richtigen Platz«. Diese Operationsverfahren verlangen eine differenzierte und häufig auch anspruchsvolle Technik und dadurch oft beträchtlich mehr Zeit und Mühe. Dieser Einsatz wird jedoch mit besseren Operationsergebnissen belohnt.

Kosten: Die Erstoperation wird etwa mit 3 500–5 000 Euro berechnet. Nachoperationen sind wegen des erheblich höheren Aufwands oft teurer.

9 Schöner hören

Axel Arlt

Auffällig abstehende, zu große, deformierte oder stark asymmetrische Ohren können die gesamte Ausstrahlung eines Gesichts stören. Eine Ohrmuschelkorrektur kann sich hier sehr positiv auswirken (**s. Abb. 9.1**). Bei Kindern empfiehlt sich eine Ohranlegung bereits vor der Einschulung, weil man dadurch Hänseleien und negative Folgen für das sich noch entwickelnde Selbstbewusstsein vermeiden kann. Eine Operation zu diesem frühen Zeitpunkt ist möglich, weil die Ohrmuschel bereits im fünften Lebensjahr etwa 90% ihrer Größe erreicht hat. Selbstverständlich kann der Eingriff auch zu jedem späteren Zeitpunkt durchgeführt werden.
Eine Ohranlegung wird oft als kleiner, harmloser Eingriff dargestellt. Das ist aber durchaus nicht immer der Fall. Es gibt sehr große Unterschiede in den Ohrmuschelformen und in der Art des Ohrknorpels. Eine einzelne Operationstechnik kann unmöglich allen diesen Varianten gerecht werden. Nicht selten kann es technisch ausgesprochen anspruchsvoll sein, ein natürlich wirkendes Ergebnis zu erreichen. Ein Ohr-Operateur muss daher mehrere OP-Techniken beherrschen, um genau die Methode anbieten zu können, die für den Einzelnen am besten ist. Die Operation sollte von einem erfahrenen Facharzt für Hals-Nasen-

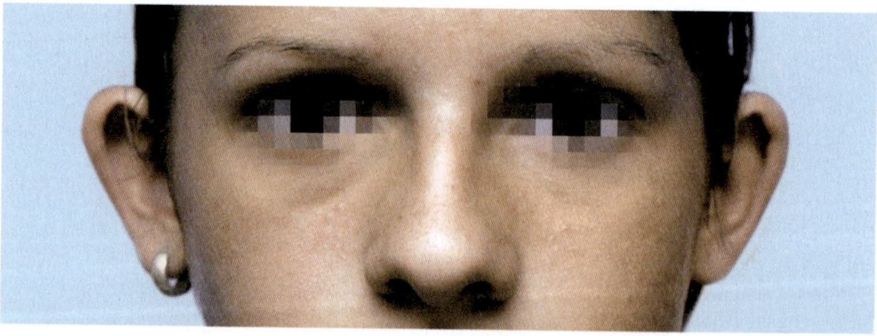

Abb. 9.1: Ohranlegung. Beispielhafter Befund vor Korrektur.

Ohren-Heilkunde oder einem Facharzt für Plastische Chirurgie vorgenommen werden.
Die Operation kann sehr gut und vollkommen schmerzfrei in örtlicher Betäubung vorgenommen werden, bei Bedarf ergänzt durch Dämmerschlaf. Bei kleineren Kindern zieht der Chirurg eine Vollnarkose vor, die auch bei Kindern in Form der gut steuerbaren total intravenösen Anästhesie (s. S. 17) zur Verfügung steht. Wenn der Patient am ersten Tag nach der Operation zum Verbandswechsel kommen kann, lässt sich der Eingriff problemlos ambulant durchführen.
Der Hautschnitt liegt an der Vorder- oder an der Rückseite der Ohrmuschel. Bei Zugang von der Rückseite sieht man die feinen Narben nicht. Deshalb wird dieser Zugang bevorzugt.
Abstehende Ohren sind der häufigste Grund für eine Ohrkorrektur. Entweder werden sie dadurch verursacht, dass die Ohrmuschel zu wenig gefaltet ist oder dass die Vertiefung der Ohrmuschel zu hoch liegt oder zu weit vom Kopf absteht. Die Operationstechniken richten sich nach der jeweiligen Ursache: Sie verstärken entweder die Faltung, oder sie modellieren die Ohrmuschelvertiefung.

9.1 Nahttechniken

Wenn der Ohrknorpel weich und biegsam ist, kann er von der Rückseite aus durch mehrere Fäden in Form gebracht werden. Bei festem Knorpel ist diese einfache und risikoarme Methode jedoch nicht geeignet. Da der Knorpel seine Eigenspannung behält, können die Fäden ausreißen und die Ohren dann wieder abstehen. Außerdem sind die Fäden Fremdkörper und können Wundheilungsstörungen verursachen.
Um den Knorpel besser formbar zu machen, lässt er sich z. B. mit einer Fräse ausdünnen und damit schwächen. So lässt sich die hier beschriebene Nahttechnik auch bei etwas festerem Knorpel durchaus noch anwenden.

9.2 Schnitt-Nahttechniken

Eine weit verbreitete Operationstechnik formt festeren Knorpel um, indem sie Knorpelschnitte auf der Ohrrückseite mit umformenden Nähten kombiniert. Ein Nachteil besteht darin, dass die erreichte Ohrform nicht immer natürlich aussieht. Werden selbst auflösende Fäden verwendet, können die Ohren erneut abstehen, weil die Knorpelspannung selbst nur wenig verändert wird. Nicht auflösende Fäden dagegen können als Fremdkörper Wundheilungsstörungen verursachen.

9.3 Schnitt- bzw. Ritztechnik

Durch einen versteckten Schnitt wird die Haut bei dieser Technik tunnelartig von der Vorderseite der Ohrmuschel abgelöst. Durch feine Ritzschnitte auf der Vorderseite kann der Knorpel nach hinten gebogen werden. Auch hierdurch kann die Eigenspannung des Knorpels herabgesetzt werden, sodass er besser formbar wird. Allerdings ist das Ausmaß der Knorpelbiegung hierbei nicht genau vorhersehbar.

9.4 Knorpelumformende Techniken

Nach dem Hautschnitt auf der Ohrrückseite wird die Vorderseite des Ohrknorpels von der Haut getrennt. Anschließend werden sehr feine Knorpelhaut- und Knorpelschnitte angelegt, um die Ohrmuschel in die gewünschte Form zu bringen. Die Eigenspannung des Ohrknorpels wird hierdurch aufgehoben. Deshalb sind Haltefäden überflüssig. Die Ohrmuschel muss nur durch einen äußeren Verband für einige Zeit stabilisiert werden. Der Vorteil ist die sehr natürliche Ohrform, ohne dass Haltefäden notwendig sind. Damit besteht keine Infektionsgefahr von Seiten der Fäden. Einschränkungen sind die anspruchsvolle OP-Technik, die nur von wenigen Chirurgen beherrscht wird, und die Notwendigkeit eines speziellen äußeren Ohrverbands.

9.5 Rotationstechniken

Die Ohrmuschel wird nach Entfernung von Bindegewebe hinter dem Ohr dichter an den Kopf herangebracht. Diese Methode ist vor allem in Kombination mit den oben beschriebenen Techniken sehr sinnvoll. Wird diese Technik jedoch allein angewendet, was leider nicht selten geschieht, stehen der obere Ohrpol und das Ohrläppchen ab, während der mittlere Teil oft zu stark angelegt ist. Durch dieses sogenannte »Telefonhörer-Ohr« sieht die Ohrmuschel unnatürlich aus.

9.6 Risiken

Neben den allgemeinen Operations- und Narkoserisiken besteht speziell bei der Anlegung der Ohrmuschel das Risiko, dass sich ein Bluterguss bildet, der sich infizieren kann. Dieser Infekt steigert wiederum die Gefahr, dass der Ohrknorpel abstirbt und Formveränderungen hinterlässt, die einen erneuten Eingriff erfordern. Um dieses zu verhindern, ist ein Verbandswechsel am Tag nach der Operation zwingend erforderlich. Neben diesem medizinischen besteht immer ein ästhetisches Risiko. Das Ohr kann weiterhin oder nach einer gewissen Weile wieder abstehen, oder die erzielte Ohrform kann unharmonisch aussehen.

9.7 Nachbehandlung

Die Nachbehandlung findet in aller Regel ambulant statt. Sobald die Wirkung der örtlichen Betäubung nachlässt, kann der Operationsschmerz mit entsprechenden Medikamenten gelindert werden, falls notwendig. Kontrolle und ein Verbandswechsel finden am ersten Tag sowie eine Woche nach der Operation statt. Der Verband kann in der Regel nach der zweiten Woche entfernt werden, zu diesem Zeitpunkt werden auch die Fäden des Hautschnitts (nicht die Fäden im Knorpel) entfernt. Vier bis acht Wochen nach dem Eingriff empfiehlt der Arzt, zum Schutz der Ohrmuschel beim Schlafen ein weiches Stirnband zu tragen.

Die Ausfallzeit beträgt eine bis zwei Wochen. Bis sechs Wochen nach der Operation sind Ball- und Körperkontaktsportarten verboten. Direkte Sonneneinstrahlung und Solarium sind für etwa sechs Wochen zu meiden.

Die **Kosten** richten sich nach der Operationstechnik und liegen bei der Erstoperation zwischen 2 000 und 5 000 Euro.

10 Symbol der Weiblichkeit: Die Brust

Ralph Kuner

Das Selbstwertgefühl einer Frau hängt auch von ihrer Brust ab. Zwar lässt sich mit geschickter Kleidung einiges zurecht rücken, aber unter einer sehr großen, einer deutlich kleinen oder einer erschlafften Brust leiden betroffene Frauen nicht selten. Die ästhetische Chirurgie kann hier viel zum Positiven für die Frau verändern.

10.1 Brustvergrößerung

Eine Brustvergrößerung lässt sich seriös nur durch ein Brustimplantat erreichen. Wie groß die Brust werden soll, wo das Implantat platziert wird, wie die Form aussehen soll und wie die Implantatoberfläche beschaffen ist, kann die Patientin bis zu einem gewissen Maß mitbestimmen (**s. Abb. 10.1**). Der Brustchirurg wird ihr die Vor- und Nachteile ihrer Wünsche beschreiben und die Möglichkeiten erklären. Hierfür sind am besten zwei ausführliche Beratungsgespräche Voraussetzung. Als Operateur kommt nur ein Arzt in Frage, der in der Brustchirurgie speziell ausgebildet ist und Erfahrung hat.

Die meisten Frauen wünschen sich eine natürlich wirkende Brust, die weder künstlich aussieht noch sich fremd anfühlt. Narben sollen möglichst unsichtbar sein. Was sich erreichen lässt, wird von etlichen Faktoren bestimmt: Welches Brustvolumen ist vorhanden? Wie gut ist die Brust entwickelt, wie dick ist das Fettgewebe unter der Haut, welche Form hat der Brustkorb? Alles das ist wichtig für die Form, Füllung und Größe des Brustimplantats. Mit der Patientin muss auch entschieden werden, von wo aus – z. B. von der Achselhöhle, von der Unterbrustfalte oder vom Warzenvorhof aus – das Implantat eingebracht werden soll.

Eine Brustvergrößerung wird die Patientin auf lange Sicht nur dann zufrieden machen, wenn sie selbst diesen Eingriff wünscht. Chirurgen erleben oft Frauen, die nur ihrem Partner zuliebe die Brust vergrößern lassen wollen. Das ist eine schlechte Voraussetzung. Weiterhin muss die Frau realistische Vorstellungen haben, und sie muss seelisch stabil und körperlich gesund sein. Beziehungsprobleme lassen sich durch eine schönere Brust nicht lösen. Wenn Patientinnen nach dem Eingriff mit dem Ergebnis unzufrieden sind, dann liegt dies oft daran, dass sie unrealistische Vorstellungen hatten oder dass ihnen die Grenzen des technisch Machbaren nicht ausreichend erklärt wurden.

Falls die Brust zusätzlich auch erschlafft ist, kann sie vergrößert und gleichzeitig gestrafft werden. Auch der Warzenvorhof lässt sich in gleicher Operation verkleinern. Viele Frauen haben anlagebedingt verschieden große Brüste. Eine solche Brustasymmetrie lässt sich durch unterschiedliche Implantate bei einer Brustvergrößerung günstig korrigieren. Zweifellos kann eine Brustvergrößerung attraktiver und selbstbewusster machen, aber sie kann auch mit einigen Risiken behaftet sein.

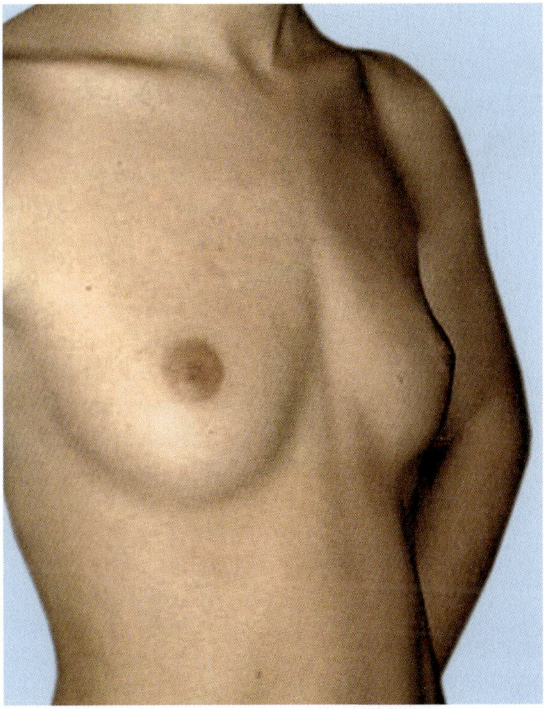

Abb. 10.1: Brustvergrößerung. Beispielhafter Befund vor Operation.

Wenn weibliche direkte Verwandte (Großmutter, Mutter, Tante, Schwester) an Brustkrebs erkrankt sind oder wenn die Patientin selbst schon eine Brustkrebsoperation hinter sich hat, muss eine Brustvergrößerung mit Implantat besonders gut überlegt werden. Jedes Brustimplantat kann die Kontrolle durch Mammografie zur Vorsorge oder Brustkrebsnachsorge erschweren. Dann besteht das Risiko, dass verdächtige Befunde übersehen oder erst verspätet erkannt werden. Zudem steigt nach einer Brustbestrahlung das Risiko einer Kapselfibrose um das Brustkissen deutlich an.

Wenngleich seriöse wissenschaftliche Untersuchungen keinen Zusammenhang zwischen Autoimmunerkrankungen und Silikon beweisen konnten, wird der Arzt bei bekannten immunologischen Bindegewebserkrankungen die Indikation zu einer Brustvergrößerung eher kritisch stellen.

Bei extrem schlanken Patientinnen und bei dünner oder schlaffer Haut sowie Unterhaut liegt das Risiko höher, dass das Ergebnis unnatürlich wirkt. Die Implantatgrenzen können sicht- oder tastbar werden.

10.1.1 Planung der Operation

Bei der ersten ärztlichen Vorstellung wird der Operateur die Brust im Stehen untersuchen und abtasten, den Höhenstand und Durchmesser der Brustwarzen messen sowie den Untersuchungsbefund fotografieren und gemeinsam mit der Patientin genau analysieren. Alle Erwartungen und Wünsche sollten bei der Erstberatung ausführlich zur Sprache kommen, um sie mit dem tatsächlich Erreichbaren abzustimmen.

Der Arzt wird die in Frage kommenden Operationsverfahren mit ihren Vor- und Nachteilen im Detail erklären. Zur Auswahl stehen verschiedene Schnitte, um das Implantat einzubringen, verschiedene Implantatformen, verschiedene Platzierungsmöglichkeiten des Implantates, die endoskopisch assistierte oder die konventionelle Chirurgie. Im Beratungsgespräch sollte die Patientin die zur Auswahl stehenden Brustimplantate auch sehen und tasten, um sich einen besseren »Eindruck« zu verschaffen.

10.1.2 Operationsvorbereitung

Vor der Operation empfiehlt der Arzt eventuell eine Mammografie, eine Ultraschalluntersuchung der Brust oder eine Magnetresonanztomografie, falls es Hinweise für ein erhöhtes Brustkrebsrisiko gibt. Eine Brustvergrößerung aus ästhetischen Gründen darf nur vorgenommen werden, wenn die Brust gesund ist.

Kurzfristig vor der geplanten Operation werden Blutwerte bestimmt. Eine gründliche körperliche Untersuchung sowie ein Beratungsgespräch mit dem Narkosearzt gehören ebenso zur gewissenhaften Operationsvorbereitung.

Bis auf wenige Ausnahmen ist die zu kleine Brust kassenrechtlich keine Krankheit, weshalb der Arzt in der Regel nicht krankschreiben kann. Die Patientin sollte also rechtzeitig Urlaub beantragen.

10.1.3 Die Narkose

Brustvergrößerungen, bei denen das Implantat auf den Brustmuskel gelegt wird, können in örtlicher Betäubung und einem Dämmerschlaf operiert werden. Bei dem hohen Sicherheitsstandard der heutigen Anästhesieverfahren bevorzugen die meisten Patientinnen jedoch die Vollnarkose. Brustvergrößerungen, bei denen Implantate unter die Brustmuskulatur gelegt werden, werden in der Regel in Vollnarkose durchgeführt, damit die Brustmuskulatur während des Eingriffs entspannt ist.

10.1.4 Was ist Silikon?

Alle Brustimplantate, ob mit Silikon oder mit Kochsalzlösung gefüllt, sind von einer Hülle aus Silikon umgeben. Silikone sind chemische Verbindungen aus Silizium – das am weitesten in der Natur verbreitete Element. In Verbindung mit Sauerstoff, Kohlen- und Wasserstoff wird Silizium zum Silikon. Je nach Vernetzung der Silikonmoleküle untereinander kann es als Silikonöl, Silikongel oder als Feststoff hergestellt werden.

Fast jeder Mensch hat täglich mit Silikonprodukten zu tun und nimmt sie zum Teil auch in seinen Körper auf: Haarspray, Sonnenöl, Lippenstift, Schminkartikel, Feuchtigkeitscremes sind nur einige Beispiele. In der Medizin findet sich Silikon z. B. in der Innenauskleidung von Spritzen, bei Gleitmitteln, bei der Beschichtung von Herzschrittmachern und künstlichen Herzklappen, bei künstlichen Gelenken und Implantaten der verschiedensten Form – so auch bei Brustimplantaten.
Silikongefüllte Brustimplantate wurden 1992 in den USA vorübergehend verboten und der Einsatz nur noch im Rahmen von Studien zugelassen. Es folgten umfangreiche wissenschaftliche Untersuchungen. Heute ist sich die Fachwelt einig, dass sich der damals behauptete Zusammenhang zwischen Silikonimplantaten und Krankheiten wie Rheuma, Bindegewebs- und Autoimmunerkrankungen, Brustkrebs oder anderen bösartigen Erkrankungen statistisch nicht beweisen lässt. Silikon ist das Fremdmaterial im Körper, das bereits am längsten angewandt und auf Komplikationen und Nebenwirkungen am besten untersucht wurde.
Außer Frage steht, dass aus alten Brustimplantaten ausgelaufenes Flüssigsilikon örtlich im Weichteilgewebe Komplikationen hervorrufen konnte. Solche Implantate werden allerdings schon lange nicht mehr hergestellt. Heutige Brustimplantate enthalten vernetztes Silikon in Form eines auslaufsicheren sogenannten kohäsiven Gels. Zusätzlich wird das verwendete Rohsilikon von kurzkettigen Bruchstücken gereinigt. Dieses Silikongel hat eine »**Gedächtnisfunktion**«: Es nimmt nach einer Verformung wieder seine ursprüngliche Form an. Hierdurch wurde die Herstellung anatomisch geformter Brustimplantate möglich, während früher nur runde Implantate vorlagen. Das Tastgefühl des weichen, vernetzten Silikongels gleicht weitgehend dem des natürlichen Brustgewebes, besonders bei den neueren sogenannten »soft touch«-Implantaten.
Auch die Oberfläche der Implantate wurde verändert. Die neuen, rauen Oberflächen senkten sehr deutlich das Risiko für die Bildung einer harten, tastbaren Kapsel um das Implantat herum.

Unterschiede zwischen Kohäsivgel- und anderen Brustimplantaten

Weil die älteren Silikonfüllungen problematisch werden konnten, suchte man nach anderen Füllungen wie Kochsalzlösung oder Sojaöl. Als einzige Alternative zur Silikonfüllung steht heute noch die Kochsalzlösung zur Verfügung. Sollte diese Füllung auslaufen, wird sie folgenlos vom Körper aufgenommen. Aber dennoch bringen Kochsalzimplantate Nachteile mit sich. Werden sie prall gefüllt, damit die Form stabil bleibt, fühlen sie sich sehr hart und unnatürlich an. Werden sie weniger stark aufgefüllt, damit sie sich weicher anfühlen, entstehen Falten in der Hülle, die teilweise sogar nach außen sicht- und tastbar werden können. Die Falten lassen das Hüllenmaterial zudem vorzeitig ermüden. Das Auslaufen des Implantates ist zwar gesundheitlich unbedenklich, aber ästhetisch natürlich unerwünscht. Das Risiko für Folgeoperationen ist bei allen flüssig gefüllten Brustimplantaten höher als bei Gelimplantaten. Um ein gutes und zuverlässiges Langzeitergebnis zu erhalten, ist z. B. ein McGhan-Implantat empfehlenswert, das nach heutigem wissenschaftlichen Kenntnisstand ein Maximum an Sicherheit, Zuverlässigkeit und Haltbarkeit bietet.

10.1.5 Die Möglichkeiten

Wo soll das Implantat platziert werden?

Drei Möglichkeiten stehen zur Diskussion, wo das Implantat liegen kann:

- auf dem Brustmuskel (s. **Abb. 10.2**)
- teilweise unter dem Brustmuskel (s. **Abb. 10.3**)
- komplett unter dem Brustmuskel

Der Operateur bildet dann in der entsprechenden Gewebeschicht eine Tasche, die das Implantat aufnimmt und als Implantatloge bezeichnet wird.

Im Einzelfall hat jede Lage Vor- und Nachteile. Die Entscheidung für die Platzierung richtet sich nach:

- der Dicke und Beschaffenheit der Haut, des Unterhautfettgewebes und des Brustdrüsengewebes
- der existierenden Brustform und -größe
- sportlichen Aktivitäten der Patientin
- Erfahrung und Gewohnheiten des Operateurs
- Bedeutung der Brustkrebsvorsorge für die einzelne Patientin

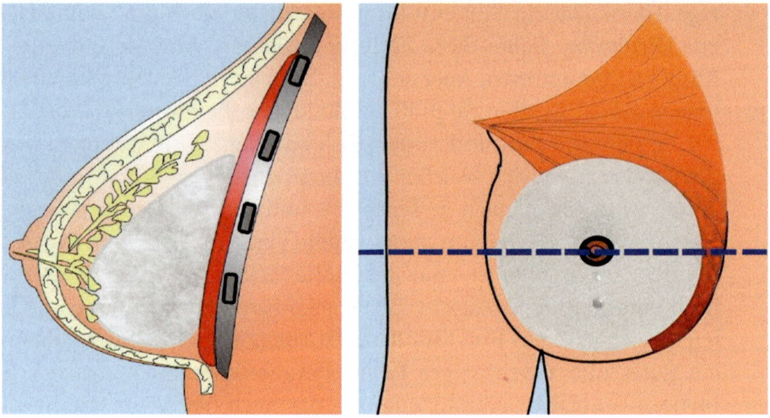

Abb. 10.2: Das Brustimplantat liegt auf dem Brustmuskel, unter der Brustdrüse. Schematische Darstellung. Ansicht von der Seite (links), Ansicht von vorn (rechts).

Die Dicke und Beschaffenheit des Gewebes um das spätere Implantat ermittelt der Chirurg mit dem Kneiftest (»pinch«-Test): Bei der stehenden Patientin nimmt er das Gewebe am oberen Brustpol zwischen Daumen und Zeigefinger. Ist die Schicht dicker als 2–3 cm, ist die Lage auf dem Muskel möglich und dann die Operation einfacher und weniger schmerzhaft.

Bei sehr schlanken Patientinnen mit kleiner Brust und dünnem Weichteilgewebe ist die Implantatlage teilweise unter dem Muskel zu bevorzugen. Die Muskelschicht sorgt dafür, dass das Brustkissen nach oben hin weniger sicht- und tastbar ist.

Die Lage vollständig unter dem Muskel lehnen viele Operateure ganz ab, weil dieser Eingriff am aggressivsten ist und mit den meisten störenden Implantatbewegungen beim Anspannen der Muskeln zu rechnen ist.

Auch wenn der Patientin vor allem das ästhetische Ergebnis wichtig ist, darf man die Möglichkeit der Brustkrebsvorsorge nicht aus dem Auge verlieren. Silikongefüllte Brustimplantate, egal ob auf oder unter dem Brustmuskel, können Drüsenpartien verdecken. Dort sind bösartige Veränderungen dann schwieriger zu erkennen. Das Abtasten der Brust, der Ultraschall und die Kernspintomografie werden durch Brustkissen jedoch nicht negativ beeinflusst.

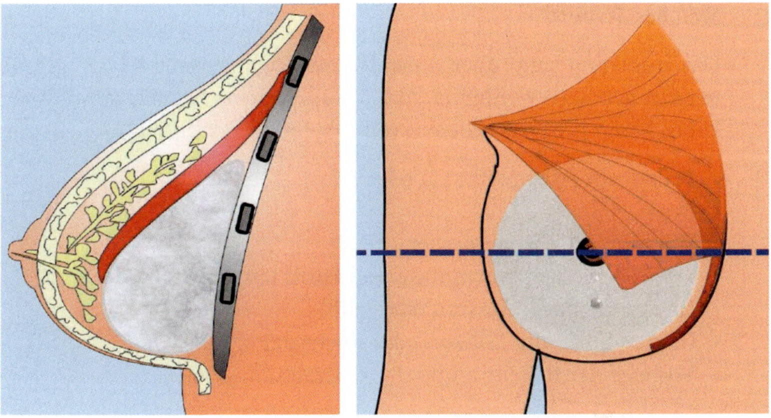

Abb. 10.3: Das Brustimplantat liegt teilweise unter dem Brustmuskel. Schematische Darstellung. Ansicht von der Seite (links), Ansicht von vorn (rechts).

Wenn das **Implantat unter dem Brustmuskel** liegt, sollte der untere Muskelanteil fächerförmig von seinem Ursprung abgelöst und durchtrennt werden. Dadurch fallen etwa 30 % der Muskelfunktion weg. Die Kissen weichen beim Anspannen der Muskeln nach außen ab und verformen sich sichtbar. Das kann im Einzelfall ausgesprochen stören. Der Operations- und Heilungsschmerz ist hier größer.

Die verminderte Muskelfunktion fällt im Alltag in der Regel nicht auf, macht sich bei bestimmten Sportarten wie Tennis, Brustschwimmen, bei Liegestützen und bei allen Kraftsportarten, für die die Brustmuskeln nötig sind, aber durchaus bemerkbar. Für Leistungssportlerinnen und Bodybuilderinnen ist die Lage unter dem Brustmuskel nicht zu empfehlen.

Auch bei Kissenlage auf dem Muskel sind Nachteile zu bedenken: Im oberen Anteil wird das Implantat schlechter abgedeckt, sodass der Rand sicht- oder tastbar werden kann. Das Risiko für eine Verhärtung scheint hier etwas höher zu sein. Vor allem größere Implantate hängen im Lauf der Zeit eher durch als bei der Lage unter dem Muskel.

Welcher Schnitt?

Das Implantat kann über verschiedene Zugangswege an den gewünschten Ort gebracht werden (s. **Abb. 10.4**). Welcher Schnitt gewählt werden kann, hängt im Wesentlichen von folgenden Faktoren ab:

- Brustform (Hängebrust ja oder nein)
- Brustgröße
- Warzenvorhofdurchmesser
- gewünschte Implantatgröße und Form (anatomisch oder rund)
- Implantatoberfläche (rau oder glatt)
- Implantatfüllung (Silikon oder Kochsalz)
- Vorliebe der Patientin und des Operateurs

Bei Hautüberschuss oder einer Hängebrust kann die Brust auch über die Schnittführung der Straffungsoperation (s. S. 120) vergrößert werden.

Folgende operativen Zugänge stehen zur Verfügung (s. **Abb. 10.4**):

- durch die Achselhöhle (1)
- durch die Unterbrustfalte (2)
- unterer Brustwarzenhofrand (3)
- quer im Warzenhof (4)
- oberer Warzenhof eventuell mit kleinem Lifting (5)
- um den ganzen Warzenhof (6)
- in einer bereits vorhandenen Narbe
- im Schnittverlauf einer Straffungsoperation
- vom Bauchnabel aus

Beim Zugang durch die Achselhöhle (transaxillär) (s. **Abb. 10.4, 1**) bleibt die Brust narbenfrei, und auch die Operationsnarbe in der Achselhöhle ist später meist fast unsichtbar. Er wird bei eher kleinen Implantaten oder runden Kissen, bei glatten Implantaten oder bei auffüllbaren Kochsalzimplantaten gewählt. Größere Implantate mit rauer Oberfläche und tropfenförmige Brustkissen sind hierüber jedoch schwieriger einzulegen. Wegen der Bakterien in der Achselhöhle ist das Infektionsrisiko bei diesem Zugang vermutlich erhöht. Die Infektion mit Hautkeimen kann schleichend und von außen unauffällig sein, aber möglicherweise eine Kapselverhärtung (Fibrose) fördern oder verursachen. Empfehlenswert ist eine Haarentfernung wenige Tage vor der Operation und eine antiseptische Vorbehandlung.

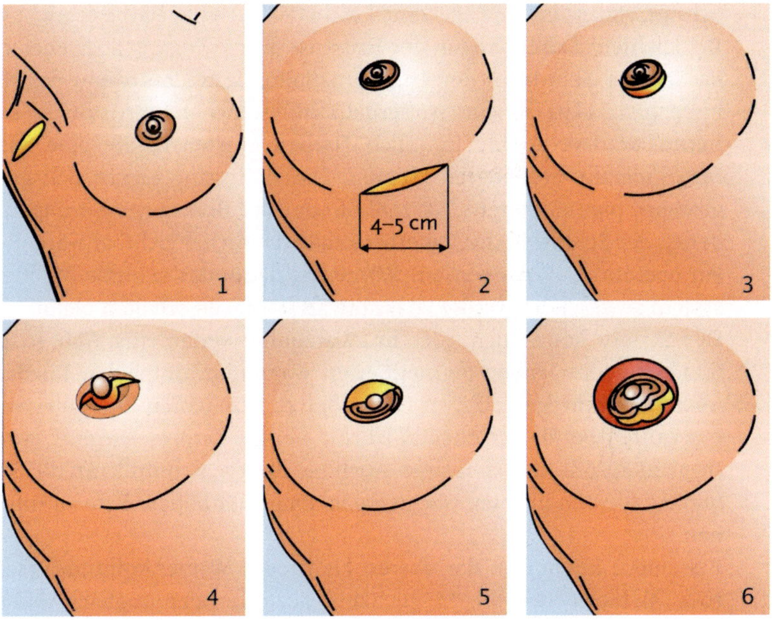

Abb. 10.4: Brustvergrößerung. Schematische Darstellung der möglichen operativen Zugangswege.

Am häufigsten ist der Zugang durch die Unterbrustfalte (**s. Abb. 10.4, 2**), über den das Kissen über oder teilweise unter den Brustmuskel platziert werden kann. Der Zugang ist einfach, übersichtlich und bietet die besten Voraussetzungen, um auch größere Kissen einzuführen, Blutungen exakt zu stillen und das Implantat korrekt zu platzieren. Bei leichtem Überhängen der Brust über die Umschlagsfalte ist der Schnitt im Stehen nicht zu sehen und nach der Abheilung in der Regel nur noch im Liegen als dünne Linie erkennbar. Eine optimale Abheilung wird mit der Nahttechnik der »deep dermal rim suture« erreicht und wenn der Schnitt zusätzlich über mehrere Monate mit speziellem Nahtpflaster geklebt wird.

Der untere Brustwarzenhofrandschnitt (infraareolär) (**s. Abb. 10.4, 3**) liegt in der unteren Hälfte des Warzenhofrandes. Der Farbunterschied zwischen pigmentiertem Warzenhof und der Brusthaut verbirgt den

Schnitt, sodass in der Regel eine kosmetisch schöne Narbe erreicht wird. Bei leichtem Durchhängen der Brust ist dieser Zugang aber eher sichtbar als der Schnitt in der Unterbrustfalte, besonders wenn die Narbe nicht ganz glatt abheilt. Außerdem muss hier die Brustdrüse aufgetrennt werden, sodass innerlich Narben entstehen, die eine spätere Mammografie erschweren können. Dieser Zugang eignet sich gut bei großem, pigmentiertem Warzenhof oder bei Brustvergrößerungen, bei denen der Schnitt in der Unterbrustfalte deutlicher sichtbar wäre. Bei allen operativen Zugängen am Warzenhof kann das zentrale Milchgangsystem so geschont werden, dass die Stillfähigkeit erhalten bleibt.

Der Schnitt kann auch quer im Warzenhof verlaufen(s. **Abb. 10.4, 4**), was bei einem großen pigmentierten Warzenhof mit vielen Talgdrüsen und einem unregelmäßigen Hautrelief zu exzellenten Ergebnissen führen kann. Aber dieser Zugang ist nur wenige Zentimeter groß, was der Implantatgröße Grenzen setzt. Auch bei diesem Schnitt kann die Stillfähigkeit erhalten bleiben. Nachteilig ist eine eher höhere Rate an Infektionen.

Bei einem Zugang in der oberen Hälfte des Warzenhofrandes (s. **Abb. 10.4, 5**) bietet sich die Möglichkeit, zu tiefe oder ungleich stehende Brustwarzen anzuheben oder anzugleichen, indem man halbmondförmig etwas Haut entfernt. Wegen der höheren Spannung auf der Narbe, besonders bei gleichzeitigem Lifting, kann die Narbe breiter werden. Deshalb ist hier häufiger als bei anderen Zugängen eine Nachkorrektur notwendig.

Besonders bei übergroßen Warzenhöfen wird der Zugang um den ganzen Warzenhof gewählt (s. **Abb. 10.4, 6**). Er bietet auch die Möglichkeit, eine Hängebrust zu korrigieren und die Brustwarzen nach oben zu verlagern. In Kauf genommen werden muss ein längerer Schnitt und eine längere Wundheilungszeit durch die Hautraffung. Die Naht wird gerafft. Dadurch sind hier häufiger Narbennachkorrekturen notwendig.

Bereits bestehende Narben können als Zugang gewählt werden, wenn sie sich zum Einführen des Brustkissens eignen. Damit können zusätzliche Schnitte vermieden werden. Durch den Bauchnabel lässt sich das Implantat nur mit Spezialinstrumenten einführen, und er bietet sich nur bei auffüllbaren Kochsalzimplantaten an. Dieser Eingriff wird in Deutschland selten durchgeführt.

10.1.6 Nachbehandlung

Um die Wundheilung wie auch die Implantatlage nicht zu stören, ist in den ersten sechs Wochen nach einer Brustvergrößerung eine Schonung des Oberkörpers zu empfehlen, ganz besonders wenn ein Implantat mit rauer Oberfläche gewählt oder zusätzlich gestrafft wurde. Sport, bei dem die Brust in schwingende Bewegung oder unter Druck gebracht wird, wie z. B. Joggen, Reiten, Aerobic, Kampfsportarten etc., sollte unterbleiben. Ein straff sitzender Sport-BH oder ein spezieller Operations-BH mit einem Brustkompressionsgürtel sollten bis einen Monat nach der Operation getragen werden, insbesondere dann, wenn unter dem Muskel operiert wurde.

Es ist sinnvoll, das Abheilen der Schnitte durch spezielle Nahtpflaster (z. B. Steristrip, Micropore) zu unterstützen. In den ersten sechs Wochen nach der Operation sollten Sonnenbäder, Solarium und Saunagänge unterbleiben.

Übliche tägliche Verrichtungen können schon nach der Entlassung aus der Klinik wieder aufgenommen werden. Eine Wiederaufnahme der Arbeit ist in der Regel wenige Tage nach der Operation möglich, wenn es sich nicht um einen Beruf mit harter körperlicher Anstrengung und Belastung handelt. Bis fünf Tage nach Operation wird die Einnahme von Antibiotika empfohlen, um Infekten im Operationsgebiet vorzubeugen. Schmerzen und Schwellung werden durch ein vom Arzt empfohlenes Schmerzmittel behandelt.

Eine lückenlose Nachsorge zur Kontrolle des Heilungsverlaufes ist unbedingt notwendig, um Komplikationen frühzeitig zu erkennen und ggf. zu behandeln. Sinnvoll sind die erste Untersuchung und der Verbandswechsel am Tag nach der Operation sowie Kontrollen eine Woche, einen Monat, drei Monate und ein Jahr nach der Operation. Dies sind Richtlinien, die natürlich individuell abgewandelt werden können und müssen.

10.1.7 Risiken und Komplikationen

Komplikationen sind selten. Statistisch am häufigsten sind Nachblutungen, ein Drehen/Verschieben/Verrutschen der Implantate sowie die Implantatverhärtung, die sogenannte Kapselfibrose. Sehr selten bei der Brustvergrößerung zeigen sich Entzündungen und Infektionen.

Kurzfristige Komplikationen: Die mit 1–2 % häufigste kurzfristige Komplikation ist die Nachblutung und Blutergussbildung. Da sich die Blutung in der Implantattasche durch den Umgebungsdruck selbst zum Stehen bringt, ist ein größerer Blutverlust, der eine Transfusion erfordert, kaum denkbar. Weil der Bluterguss die Wundheilung extrem verzögert, ist aber meist eine erneute Operation notwendig. Ab 24 Stunden nach der Operation ist eine Nachblutung sehr unwahrscheinlich, kann aber auch noch nach Tagen und Wochen auftreten.
Mittelfristige Komplikationen sind am ehesten eine bakterielle Entzündung in der Implantattasche oder dem Brustweichteilgewebe. Sie tritt meist wenige Tage bis zwei Wochen nach der Operation auf. Meist sind sie durch Antibiotika oder durch Spülen der Implantattasche beherrschbar. Falls nicht, müssen die Brustkissen entfernt werden. Eine erneute Operation sollte frühestens nach 6–12 Monaten folgen. Infektionen treten in weniger als 1 % der Operationen ein.
Auch wenn sie anfänglich fachgerecht platziert wurden, können sich Brustkissen kurz- oder mittelfristig entlang der Längs- oder Querachse verschieben. Tropfenförmige Implantate können sich drehen. Ob eine erneute Operation vorgenommen wird, richtet sich danach, wie sehr diese Verschiebung oder Rotation stört.
Langfristige Komplikationen: Hier ist in erster Linie die Verhärtung (konstriktive Kapselfibrose) zu nennen. Nicht das Implantat verhärtet sich, sondern das Bindegewebe, das sich immer als natürliche Reaktion des Körpers um das Implantat herum entwickelt. Diese Bindegewebshaut (Kapsel) entsteht unabhängig von der Implantatoberfläche oder der Implantatfüllung. Im Idealfall bleibt sie dünn und elastisch, sodass ein Brustimplantat kaum zu tasten ist. Bei einer Kapselfibrose kann das Bindegewebe dick und hart werden und sich zusammenziehen, sodass sich das Brustkissen verformen und nach außen abzeichnen kann. Die Kapselschrumpfung kann das Implantat auch in eine andere Lage zwingen. Häufig treten Schmerzen auf. Die früher geübte Technik der manuellen Kapselsprengung, d.h. das Zerreißen der Kapsel von außen mit Gewalt, ist schmerzhaft und wenig sinnvoll. Sie sollte gänzlich unterbleiben.
Ältere Statistiken zu glatten Implantaten zeigen Kapselfibroseraten bis über 30 %. Bei rauen Kohäsivgelimplantaten liegen jetzt erste Untersuchungen über fünf Jahre vor. Das Verkapselungsrisiko liegt hier unter 5 %. Warum bei der einen Patientin eine Kapselfibrose auftritt und bei der anderen nicht, ist unbekannt. Als Mitauslöser werden chronische Infektio-

nen der Implantattasche durch Hautbakterien sowie Blutergüsse nach der Operation angesehen. Bei absolut sterilem und gewebeschonendem Operieren, bluttrockenem Vorgehen, rauer Implantatoberfläche und kohäsiver Silikongelfüllung ist die Kapselfibroserate offenbar besonders niedrig.
Kosten: Brustaugmentationsplastik ab 4 000 Euro (in Abhängigkeit von den Implantatkosten), zuzüglich Kosten für Anästhesie und Klinikaufenthalt.

10.2 Bruststraffung und Brustverkleinerung

Viele Faktoren wirken sich auf die Form und Straffheit der Brust aus, z. B. Schwangerschaft, Stillzeit, Hautalterung, Größe und Gewicht der Brust, Bindegewebeschwäche, Erbfaktoren, Gewichtsabnahme und vieles mehr.
Mit Hilfe der Bruststraffung – auch als Lifting oder Mastopexie bezeichnet – lässt sich eine herabhängende Brust neu formen und nach oben

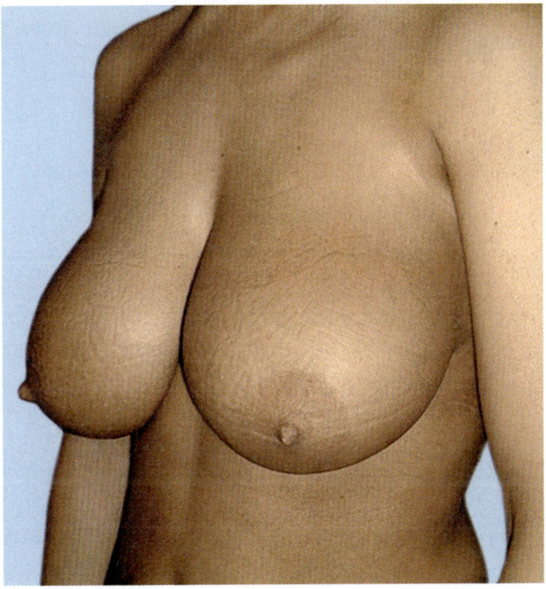

Abb. 10.5: Brustverkleinerung und -straffung. Beispielhafter Befund vor Operation.

verlagern (**s. Abb. 10.5**). Dabei wird überschüssige Haut entfernt, die Brustbasis verschmälert und der Brustdrüsenkörper neu modelliert. Bei der Straffungsoperation kann auch ein überdehnter oder zu großer Warzenhof verkleinert werden, sodass er zur neuen Brustform und -größe passt.
Prinzipiell sind die Operationstechniken der Straffung und der Verkleinerung vergleichbar. Bei der Verkleinerung (Reduktionsplastik) wird nur zusätzlich in der gleichen Operation Brustdrüsengewebe mit entfernt, so weit es die technischen Möglichkeiten erlauben.
Falls die Brust schon immer oder z.B. nach einer Schwangerschaft zu klein ist, kann die Straffungsoperation durch eine Brustkisseneinlage ergänzt werden – im gleichen Eingriff oder in einer zweiten Operation. Die Festigkeit und die Größe der Brust lassen sich so noch weiter verbessern.
Die Bruststraffung kann Frauen mit dem Wunsch nach einer schöneren Brust empfohlen werden, die gesund und seelisch stabil sind und die eine realistische Vorstellung davon haben, was sich durch die Operation erreichen lässt.
Die schönsten Ergebnisse werden in der Regel bei Frauen mit normal großer, herabhängender Brust und noch elastischer Haut erreicht. Bei großen oder übergroßen Brüsten ist der Straffungseffekt oft nicht vergleichbar in der Dauer. Das gilt auch, wenn nach einer solchen Operation eine Schwangerschaft eintritt.

10.2.1 Planung der Operation

Weil sich die Brustform unter Gewichtszu- oder Gewichtsabnahme, durch Schwangerschaften und Stillen verändern kann, muss der Operationszeitpunkt gut überlegt werden. Große Gewichtsabnahmen bzw. Gewichtsschwankungen sollten nach der Operation vermieden werden. Eine Bruststraffung bzw. -verkleinerung kann die Stillfähigkeit beeinträchtigen oder ganz aufheben.
Beim ersten Arzttermin untersucht der Arzt die Brust im Stehen bei hängenden und bei angehobenen Armen und tastet sie ab. Er misst den Höhenstand und Durchmesser der Brustwarzen und hält den Untersuchungsbefund fotografisch fest.
Ihre Erwartungen und Wünsche bespricht die Patientin mit dem Arzt ausführlich. Der Arzt wird die Möglichkeiten und die Grenzen beschrei-

ben. Sie richten sich nach Größe und Form der Brust, Qualität des Brustgewebes und der Haut, Ungleichheit der Brüste, Höhe der Brustwarzen, Größe der Brustwarzenhöfe und weiteren Faktoren. Auch die Vor- und Nachteile der einzelnen Operationstechniken müssen abgewogen werden.

10.2.2 Vorbereitung auf die Operation

Die Voruntersuchung der Brust und die allgemeinen Maßnahmen entsprechen den Hinweisen bei Brustvergrößerung (s. S. 104). Für den Operateur ist es wichtig zu wissen, welche Krankheiten bei der Patientin bestehen und bestanden. Rauchen kann die Wundheilung nach der Operation ernsthaft gefährden. Ebenso ist das Entzündungs- und Infektionsrisiko bei Raucherinnen deutlich höher. Das Rauchen sollte daher mindestens vier Wochen vor der Operation kompromisslos eingestellt werden.

10.2.3 Die Narkose

Der Eingriff wird in der Regel in Vollnarkose durchgeführt. Eine örtliche Betäubung ist hier zwar möglich, ein starkes Anschwellen der Brust durch Unterspritzung mit Lokalanästhesie, wie bei der Fettabsaugung in Tumeszenzlokalanästhesie (TLA) üblich, kann aber die Remodellierung der Brust durch die aufgequollenen Wundverhältnisse erschweren oder unmöglich machen. Für kleinere kosmetische Korrekturen im Warzenhofbereich, wie Straffungen oder Schlupfwarzenkorrektur, kann natürlich eine örtliche Betäubung angewendet werden.

10.2.4 Die Operationstechnik

Allgemeines

Grundlage jeder qualifizierten Brustoperation ist eine präzise Operationsplanung und das Anzeichnen wichtiger Markierungspunkte und Linien bei der stehenden Patientin vor der Operation. Der Arzt markiert die neue Höhe der Brustwarzen und den Bereich, in dem er die Haut entfernen muss. Die Markierungen werden fotografiert.

Die Operation mit einer beidseitigen Bruststraffung oder -verkleinerung dauert in der Regel zwei Stunden oder länger.
Das Prinzip der Operation: Das Drüsengewebe wird von unten nach oben umgeschichtet, damit die Brust nicht mehr durchhängt und oben mehr Volumen erhält. Die Brust wird runder geformt und erhält auch in der Mitte mehr Volumen. Das Drüsengewebe selbst wird nur entfernt, wenn beide Brüste stark unterschiedlich ausgebildet sind oder bei gleichzeitiger Brustverkleinerung.
Falls eine gleichzeitige Brustvergrößerung gewünscht wird, kann in der gleichen oder einer folgenden Operation ein Brustkissen implantiert werden.

Narben

Welche Narbe zurückbleibt, hängt von der Operationstechnik, der Brustgröße und -form wie auch von der Hautqualität ab. Die Narben verlaufen in der Regel um die Brustwarze herum, senkrecht nach unten zur Unterbrustfalte der Brust und eventuell auch in dieser Falte (s. **Abb. 10.6**).
Die Narben sollten so kurz wie möglich sein und den natürlichen Konturen der neu geformten Brust folgen. Um das zu erreichen, werden wesentliche Hautschnitte erst während der Operation festgelegt.

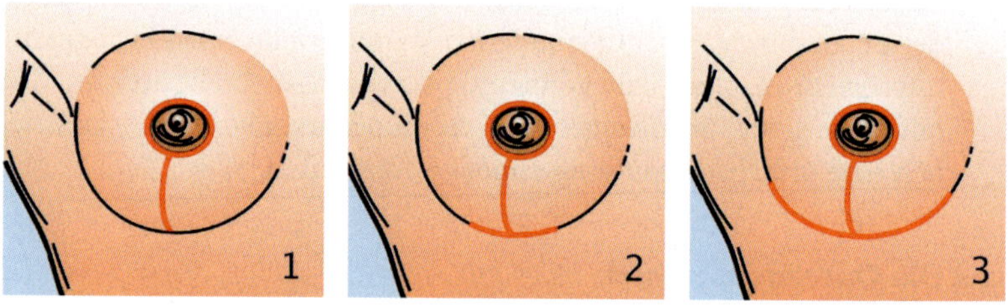

Abb. 10.6: Brustverkleinerung und -straffung. Schematische Darstellung der Schnittführung, entsprechend auch den späteren Narbenverläufen. Vertikaler Verschluss, senkrechter Schnitt nach unten und um den Warzenhof, sog. Schlüssellochschnitt (1)/ kurzes umgekehrtes T, zusätzlicher kurzer Schnitt in der Unterbrustfalte (2)/ umgekehrtes T (Anker-Schnitt), Schnitt im gesamten Verlauf der Unterbrustfalte (3).

Nach anfänglicher Rötung verblassen die Narben im Verlauf der Zeit. Bei unschöner breiter oder sogar überschießender Narbenbildung kann nach einem halben bis einem Jahr eine Narbenkorrektur erforderlich sein. Bei Techniken, die besonders kleine Narben liefern, ist ebenfalls in einigen Fällen eine Nachkorrektur notwendig. Mit einer Narbenkorrektur ist nach etwa jedem zehnten Eingriff zu rechnen.
Besonders bei kleiner Brust und nur mäßig durchhängendem Drüsenkörper kann die Straffung allein über einen Schnitt um die Brustwarze herum gelingen. Diese Operationsmethode wird als periareoläre Mastopexie bezeichnet. Welche Operationstechnik im einzelnen Fall die Beste ist, bespricht der Operateur mit der Patientin.

10.2.5 Nachbehandlung

Um beste Voraussetzungen für die Heilung zu schaffen, erhalten die Patientinnen für einen Tag nach der Operation einen elastischen Kompressionsverband und über die folgenden sechs Wochen (Tag und Nacht!) einen gut sitzenden Sport- oder speziellen Operations-BH. Redondrainagen, die das Wundsekret ableiten, werden in der Regel einen bis zwei Tage nach der Operation entfernt. Meistens reicht ein stationärer Tag nach der Operation aus. Die Arbeit kann meist eine Woche nach der Operation wieder aufgenommen werden.
Das Nahtmaterial für die Hautschnitte löst sich in den ersten Monaten nach der Operation von selbst in der Haut auf, die bis dahin sicher zusammengewachsen ist. Nur kleinere Einzelstiche müssen in der Regel nach acht bis zehn Tagen entfernt werden. Zur besseren Wundheilung und Entlastung der Schnitte werden die Nähte für drei Monate mit einem speziellen Pflaster abgeklebt. Duschen ist schon am ersten Tag nach der Operation möglich, Wannenbäder sollten mindestens vier Wochen lang unterlassen werden.
Über die Dauer der Wundheilung, mindestens etwa sechs Wochen, ist das Schlafen in Bauchlage zu vermeiden, ebenso sind Druck und Stoß auf die Brüste sowie sportliche Betätigungen, die ein Wippen und Pendeln der Brust provozieren, z. B. Joggen, Aerobic oder Reiten, zu vermeiden. Drei Monate nach der Operation kann man dann langsam wieder zu den gewohnten Aktivitäten zurückkehren. Im Solarium oder beim

Sonnenbaden empfiehlt es sich, die frischen Narben mit Lichtschutzcreme mit hohem Lichtschutzfaktor abzudecken.

10.2.6 Komplikationen und Risiken

Leichte Wundschmerzen und Schwellungen für wenige Tage sind normal und können durch Medikamente gut behandelt werden. Kleinere blaue Flecken in der Haut gehen innerhalb der ersten zwei bis drei Wochen zurück.

Nachblutungen, große Blutergüsse, Infektionen und Wundheilungsstörungen der Haut, der Brustdrüse, des Fettgewebes oder der Brustwarze sind selten. Sie können unter Umständen weitere Operationen und Korrekturen erforderlich machen.

Alle Komplikationen treten häufiger bei sehr großen und schweren Brüsten auf bzw. wenn sehr viel Brustgewebe entfernt werden musste.

Nach der Operation kann das Gefühl in den Brustwarzen oder Teilen der Brusthaut vermindert oder ganz verloren gegangen sein. Meistens normalisiert sich die Brustwarzenempfindlichkeit in wenigen Wochen bis Monaten vollständig. Sie kann jedoch im Einzelfall dauerhaft gestört bleiben.

Auch die Stillfähigkeit kann verloren gehen. Wie hoch die Wahrscheinlichkeit hierfür ist, hängt von der Operationstechnik und dem Umfang der Gewebeentfernung ab.

Die Narben sind im Normalfall anfangs rot und blassen im Verlauf der Monate zu dünnen hellen Linien ab, aber im Einzelfall können Narben zu breiten erhabenen derben Strängen, sogenannten Keloiden, wuchern, die Nachbehandlungen nach sich ziehen können. Sie werden in der Regel in örtlicher Betäubung und ambulant durchgeführt.

Kosten: Brustreduktionsplastik ab 4500 Euro, zuzüglich der Kosten für die Anästhesie und den Klinikaufenthalt.

11 Glatte Beine

Rainer Jokisch

Krampfadern sind ausgeleierte, ihrer Funktion nicht mehr gerecht werdende Venenabschnitte. Viele Patienten gehen erstmalig zum Arzt, weil die Krampfadern unschön aussehen. Das ist keine »Eitelkeit«, sondern ein guter Entschluss, weil von Krampfadern ernstere Gesundheitsprobleme ausgehen können: Unbehandelt können die krummen Venen (*cramp*: mittelhochdeutsch = krumm) zu »offenen Beinen« führen oder sogar eine lebensbedrohliche Lungenembolie nach sich ziehen. Die oberflächlichen Krampfadern sind zwar von ihren Risiken her eher harmlos, aber sie sehen unschön aus, und sie können auf ein Problem der tieferen Venen hinweisen, einhergehend mit einem höheren Risiko. Das oberflächliche Venensystem (hellblau) und das tiefe Venensystem (dunkelblau) sind in **Abbildung 11.1** schematisch dargestellt.
Oberflächliche erweiterte Venen neigen zu Entzündungen, weil sich dort leicht Gerinnsel bilden können. Bei einer Verletzung können die Krampfadern stark bluten. An den Fesseln färbt sich bei anhaltend hohem Venendruck die Haut braun, und sie kann sich so stark verfestigen, dass die Beweglichkeit der Fußgelenke eingeschränkt ist. Durch diese Gehbehinderung verkümmert die Wadenmuskulatur und drückt das venöse Blut nicht mehr in Richtung Herz. Schließlich braucht es nur noch eine leichte Verletzung am Unterschenkel, und das Bein ist »offen«. Nicht ausreichend behandelte Venenleiden sind der häufigste Grund, wenn Wunden am Unterschenkel lange nicht heilen. In diesem Stadium ist die Behandlung schwierig. Deshalb empfiehlt es sich, bereits in einem frühen, noch gut behandelbaren Stadium einen **Phlebologen**, den Fachmann für Diagnostik und Therapie von Venenkrankheiten, aufzusuchen und um Rat zu fragen. Eine kleine Anmerkung am Rande: Der *Venerologe* ist nicht der richtige Ansprechpartner für Venenleiden; er ist der Facharzt für Geschlechtskrankheiten. Zur Verfügung steht heute ein breites Spektrum an nicht operativen und operativen Verfahren zur Behandlung von Venenerkrankungen.

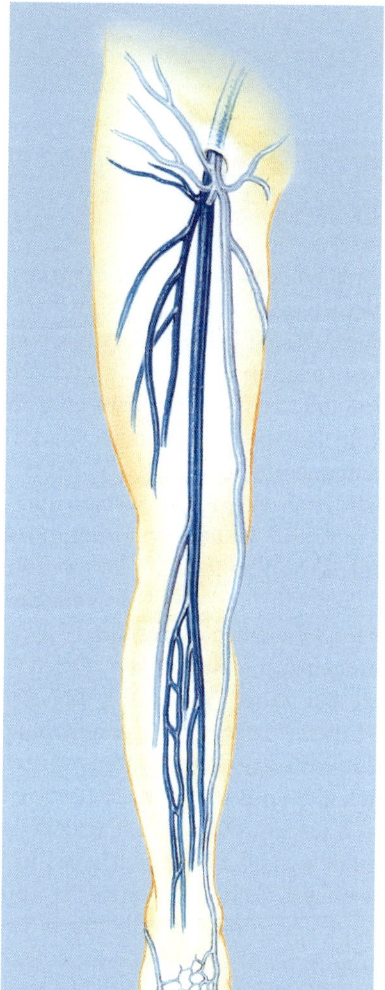

Abb. 11.1: Schematische Darstellung des oberflächlichen (hellblau) und des tiefen Venensystems (dunkelblau).

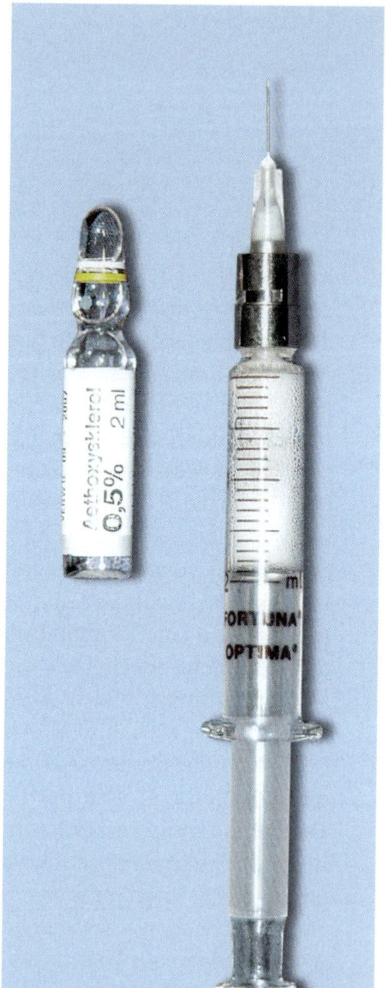

Abb. 11.2: Monfreux-Schaum: Polidocanol 0,5 % als Flüssigkeit aufgeschäumt für die Behandlung der Besenreiser.

11.1 Nicht operative Verfahren

11.1.1 Die Krampfaderverödung (Sklerotherapie)

Seitdem die Schaumverödung entwickelt wurde, veröden Phlebologen die Krampfadern wieder viel häufiger. Der Verödungsschaum verdrängt das Blut aus den Krampfadern, und das Blutgefäß verschließt sich. Bei den kleinsten Krampfadern, den sogenannten Besenreisern, wird meist ein flüssiges Verödungsmittel angewandt. Als Alternative steht ein flüssiger Schaum (Monfreux-Methode) zur Verfügung, der nur mit speziellen Glasspritzen hergestellt werden kann (**s. Abb. 11.2**).
Bei der Echo-Sklerotherapie wird der Verödungsschaum unter Ultraschallsicht in nicht sichtbare, tief im Fettgewebe liegende Krampfadern injiziert. Damit ist das sichere Veröden der großen sogenannten Stammvenen möglich.
Die Injektion selbst erfordert handwerkliches Geschick. Um das Verödungsmittel sicher in das Gefäß zu injizieren, wurden Hilfsmittel entwickelt. Neben der Lupenbrille und dem bildgebenden Ultraschall steht seit kurzem auch das »Veinlite®« zur Verfügung. Damit können zuführende Nährvenen, die für die Besenreiser verantwortlich sind, erkannt und gezielt verödet werden (**s. Abb. 11.3**).
Die eigentliche Verödung wird ambulant vorgenommen. Der Nadelstich und die Verteilung des Verödungsmittels in den Krampfadern empfindet der Patient als schmerzhaft bzw. als Brennen. Besenreiser sind dabei schmerzhafter als größere Krampfadern, weil das Verödungsmittel die dünnere Gefäßwand schneller durchdringt. Der Schmerz wird erst empfunden, wenn der Wirkstoff das umliegende Gewebe erreicht hat. Er entsteht deshalb auch bei Fehlinjektion neben die Krampfader.
Da die Menge an Verödungsmittel pro Sitzung aus Sicherheitsgründen begrenzt wird, sollten immer mehrere Behandlungen eingeplant werden. Die Ansprechrate liegt manchmal weit unter 100 %, sodass nur ein relativer Erfolg möglich ist. Dennoch ist die Schaumverödung heute die mit Abstand wirkungsvollste unter den nicht operativen Behandlungsmethoden.
Kosten: 50–150 Euro pro Sitzung.

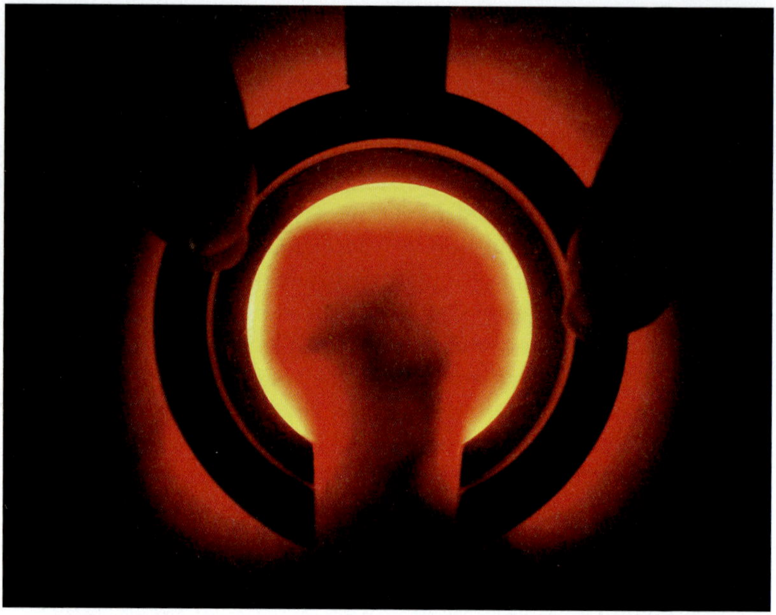

Abb. 11.3: Veinlite®, im Zentrum die Nährvene als dunkler Schatten erkennbar.

11.1.2 Die nicht operative Laserbehandlung

Eine Vielzahl von Lasern verschiedener Wellenlängen steht für die Behandlung von Besenreisern und kleineren Krampfadern zur Verfügung. Schon diese Vielfalt deutet an, dass der optimale Laser noch nicht entwickelt wurde. Laser senden Licht einer einzigen Wellenlänge aus. Im Gewebe wandelt sich dieses Licht in Wärme um. Das entscheidende Problem besteht darin, von außen durch die Haut hindurch genügend Laserenergie zur Verödung in das Zielgefäß zu bringen, ohne gleichzeitig umliegendes Gewebe zu schädigen. In der Praxis bedeutet dies, dass eine erfolgreiche Verödung praktisch immer von Schäden an der Haut wie Blasenbildung oder Pigmentstörungen begleitet ist. Moderne Laser kühlen deshalb die Hautoberfläche, um sie vor Hitzeschäden zu schützen. **Abbildung 11.4** zeigt den Cool touch Varia 1064 nm-Laser mit Spraykühlung.

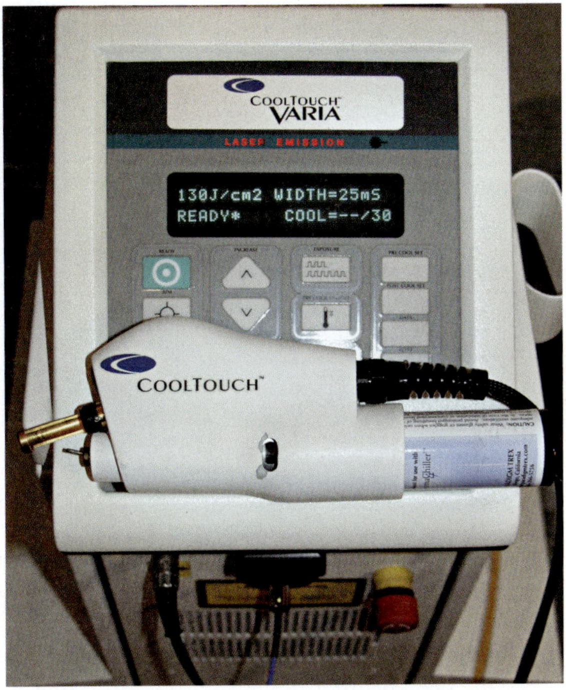

Abb. 11.4: Cool touch Varia 1064 nm-Laser mit Spraykühlung.

Die Laserbehandlung ist schmerzhaft. Jeder Laserimpuls wird, je nach Energiedichte, als ein mehr oder weniger starkes Brennen empfunden.

Kosten: ab 150 Euro pro Sitzung.

11.1.3 Die Kompressionstherapie

Kompression, Druck, ist die Basis jeder Venenbehandlung. Sie wird in Form eines Kompressionsverbandes **(s. Abb. 11.5)** oder als Kompressionsstrumpf der Kompressionsklasse II angewendet. Die Kompression entleert die Krampfadern und unterstützt den Abstrom des Venenblutes in Richtung Herz. Das Bein bleibt schlank, die Fortentwicklung der Krampfadern wird gestoppt und durch Venenstau hervorgerufene Hautveränderungen können sich nicht entwickeln.

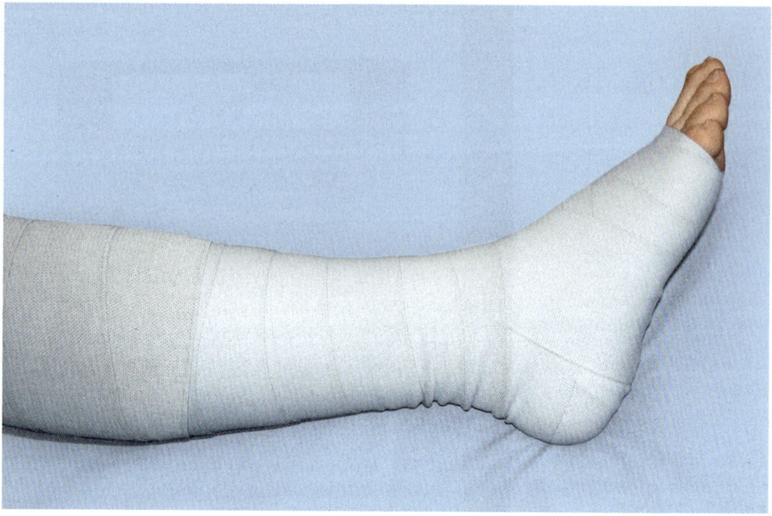

Abb. 11.5: Kompressionsverband mit Kurzzug-Binden.

Kompressionsstrümpfe zu tragen, ist nicht ganz einfach: Im Sommer staut sich darunter die Hitze, und auf Dauer ist meist die Hautverträglichkeit schlecht. Inzwischen gibt es Modelle, die gut aussehen. Sanitätshäuser und Apotheken beraten den Patienten. Trotz ihrer Nachteile sollten Kompressionsstrümpfe in jedem Stadium der Venenerkrankung getragen werden:

- Sie verhindern Stauung und Spannungsgefühl bei längerem Stehen und Sitzen.
- Sie verhindern Blutungen nach Venenoperation.
- Sie verhindern einen Blutstau nach einer Thrombose.
- Sie unterstützen das Abheilen eines »offenen Beins«.

Kosten: ab 100 Euro, je nach Modell der Kompressionsstrümpfe oder der Kompressionsstrumpfhose der Klasse II.

11.1.4 Sonstige nicht operative Behandlungsverfahren

Blutegel werden von außen auf Besenreiser gesetzt. Sie können das Bein optisch verbessern, weil sie durch das Blutsaugen oberflächliche Gefäße zerstören. Jeder Blutegel hinterlässt feine, aber sichtbare Mercedesstern-förmige Narben.
Radiofrequenztherapie soll vor allem Besenreiser und kleinere Krampfadern beseitigen. Die Behandlung ist etwas schmerzhaft und sehr zeitaufwendig. Während der Behandlung werden die Besenreiser zwar rasch blass, aber schon nach wenigen Stunden zeigen sie sich in vielen Fällen bereits wieder.
Medikamente wie Rosskastanien- oder Mäusedornextrakte können das Fortschreiten des Venenleidens nicht verhindern, aber sie können die damit einhergehenden Beschwerden wie Schwellungen und Spannungsgefühl lindern. Am wirksamsten ist die Einnahme früh am Morgen.

11.2 Operative Verfahren

Die früher verbreiteten Operationstechniken werden im Augenblick von narbenfreien Eingriffen abgelöst, denn die sanfteren Verfahren sind inzwischen ebenso wirksam. Um eine veränderte Stammvene zu behandeln, wird ein Schlauch (Katheter) in die Vene eingeführt, um sie von innen mit Wärme zu behandeln und dadurch zu verschließen. Der Fachbegriff lautet endoluminales Verfahren. Weil die Stammvene im Bein belassen wird, entstehen praktisch keine Blutergüsse, und auch Hautschnitte sind weitgehend unnötig. Der Eingriff ist meist ambulant möglich und der Patient rasch wieder voll belastbar.

11.2.1 Radiowellentherapie

Die Radiowellentherapie ist das beste und bewährteste endoluminale Verfahren. In die Stammvene wird der VNUS-Radiowellenkatheter (**s. Abb. 11.6**) eingeführt und die Venenwand durch die Radiowellen auf 85–90° C erwärmt. Durch diese Erhitzung kleben die Venenwände zusammen. Diese Vene wird verödet, der Blutfluß sucht sich einen ande-

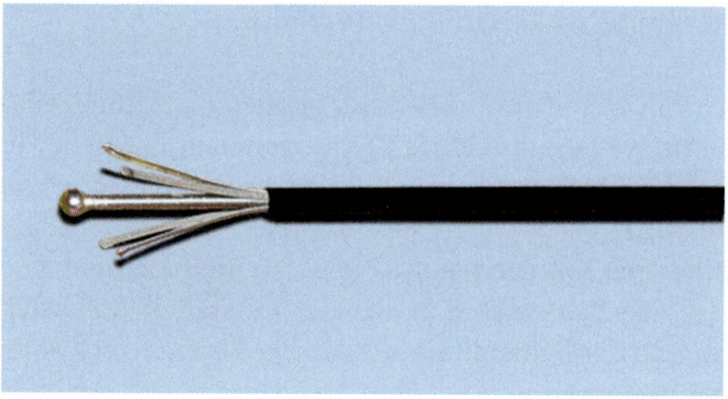

Abb. 11.6: VNUS- Radiowellenkatheter.

ren Weg über das tiefe Venensystem. Zur Betäubung wird meist die sogenannte Tumeszenz-Lokalanästhesie eingesetzt (s. Seiten 18 und 76). Als Voraussetzung für einen optimalen Operationsablauf muss der Operateur die sogenannte Farbduplexsonografie (spezielle Ultraschalltechnik) beherrschen, die er vor, während und nach der Operation anwendet, um den Verlauf und Erfolg der Operation zu kontrollieren. Häufig werden in gleicher Sitzung Seitenäste über kleinste Hautschnitte mit speziellen Häkchen ästhetisch vorteilhaft und gewebeschonend entfernt (Varady-Methode; Mini-Phlebektomie s.u.). Die Radiowellenmethode gilt als das nebenwirkungsärmste operative Behandlungsverfahren bei Stammvenenschwäche. Von Nachteil sind die hohen Materialkosten und der apparative Aufwand.
Kosten: ab 1 000 Euro.

11.2.2 Operative Lasertherapie

Die operative Lasertherapie ist neben der Radiowelle das zweite endoluminale Verfahren. Der Vorteil sind die geringeren Kosten, der Nachteil die häufigeren Beschwerden nach dem Eingriff, z. B. Blutergüsse oder Schmerzen. Es werden verschiedenste Lasergeräte mit unterschiedlichen Wellenlängen angeboten. Wissenschaftliche Wirkungsvergleiche sind noch nicht abgeschlossen, sodass man bislang nicht von einem bewährten Verfahren sprechen kann.
Kosten: ab 1 000 Euro.

11.2.3 Krossektomie mit Stripping

Das seit Jahrzehnten übliche, auch heute noch praktizierte Verfahren ist die sogenannte Krossektomie mit Stripping. Über einen Hautschnitt in der Leiste wird die Einmündungsstelle der oberflächlichen Venen in das tiefe Venensystem aufgesucht (**s. Abb. 11.1**). Nachdem die Blutzufuhr zur Stammvene abgebunden wurde, fädelt man die Stammvene auf einen biegsamen Draht und zieht sie über einen kleinen Hautschnitt aus dem Bein heraus. Eine »Modernisierung« erfuhr das Verfahren durch die Tumeszenz-Lokalanästhesie und neue Techniken, bei denen das Gewebe weniger stark verletzt wird. Es wird auch in Zukunft für weit fortgeschrittene Krampfadern und auch bei erneutem Auftreten von Venenproblemen nach einem Eingriff, einem sogenannten Rezidiv, die Methode der ersten Wahl bleiben.
Kosten: ab 1 000 Euro.

11.2.4 C.H.I.V.A.-Methode

Die C.H.I.V.A.-Methode wird nur von wenigen Ärzten praktiziert. Sie ist die einzige Operation, bei der die Stammvene und ihre Seitenäste erhalten bleiben. Das kann wichtig sein, denn Stammvenen sind »Ersatzteile« für den Patienten, die als Ersatz für eine verstopfte Arterie am Herzen (für einen sogenannten Bypass) gebraucht werden könnten. Die Methode fußt auf der Beobachtung, dass Stammvenen wieder schlanker und funktionsfähig werden können, wenn ihr Blutzufluss reguliert wird. Hierzu kann man bestimmte Zusammenflüsse des Beinvenen-Netzwerkes unterbinden. Die Krampfadern bilden sich manchmal jedoch auch trotz sorgfältiger Voruntersuchung und ausgefeilter Operationsplanung nicht zurück. Dann sind Nachoperationen notwendig. Vielen Patienten missfällt es auch, dass die Krampfadern auch bei erfolgreicher Operation noch lange sichtbar sind.
Kosten: ab 800 Euro.

11.2.5 Mini-Phlebektomie

Die Mini-Phlebektomie ist die konkurrenzlose, bewährte operative Methode, um Seitenastkrampfadern zu entfernen. Über kleinste Hautschnitte entfernt man mit feinen Häkchen (»narbenfreie Venenchirurgie«) die oberflächliche Krampfader. Die speziellen hierfür benötigten Instrumente entwickelten die Ärzte Varady, Stenger, Ramelet, Müller und Oesch. Durch Tumeszenz-Lokalanästhesie lassen sich die Krampfadern gewebeschonend mit wenigen Blutergüssen entfernen. Die Ergebnisse sind besser als nach Verödung. Wenn allerdings die oberflächlichen Venen nicht allein betroffen sind, sondern auch die tieferen Stammvenen, reicht dieser Eingriff allein nicht aus.
Kosten: ab 500 Euro.

Das frühzeitige Auftreten neuer Krampfadern nach einer Venenoperation ist häufig die Folge einer nicht ausreichenden Operationsplanung. Wichtig ist aber auch die Nachbehandlung: Die Kompression muss lange genug aufrechterhalten werden. Da die Ursache der Krampfadern, die »Bindegewebsschwäche«, angeboren ist, sollte jeder operierte Patient einmal jährlich den Phlebologen aufsuchen, um frühzeitig neue Krampfadern aufzuspüren und diese ggf. zu behandeln.

12 Ein Lächeln wie gemalt: Implantate

Andreas Jung und Thomas Jung

12.1 Wahre Zahnschönheit

Die Zähne und das Lächeln eines Menschen werden, abgesehen von geringen ethnischen Abweichungen, weltweit nach den gleichen Kriterien beurteilt. Gesunde, gerade und in der Farbe einheitlich helle Zähne gelten als schön. Für den ästhetisch geschulten Zahnmediziner gehört zum perfekten Lächeln aber auch das Zusammenspiel der Zähne mit dem Zahnfleisch, den Lippen und der Gesamtgesichtsform. Die Fähigkeit, mit festsitzenden Zähnen wieder richtig essen und genießen zu können, steigert Lebensqualität und Selbstbewusstsein, und durch ästhetischen Zahnersatz erstrahlt ein Lächeln wieder in natürlicher Schönheit. Dank filigraner Operations- und Restaurationstechniken ist es möglich, verloren gegangene oder beschädigte Zähne nahezu naturgetreu zu ersetzen. So wird ein Patient nach einer erfolgreichen Behandlung heute nicht mehr gefragt, ob er neue Zähne hat, sondern nach dem Geheimnis, das sich hinter seinem Strahlen verbirgt. Erfolgreiche Zahnrestauration zeichnet sich also dadurch aus, dass sie die Ausstrahlung eines Patienten positiv verstärkt, ohne direkt als zahnmedizinische Maßnahme erkennbar zu sein.

12.2 Implantate

Das Fundament für schöne Zähne bildet die zahnärztliche Implantologie, die seit mehr als 40 Jahren in Deutschland von zertifizierten Spezialisten praktiziert wird. Eine künstliche Zahnwurzel, das sogenannte Implantat, ersetzt die Wurzel des verloren gegangenen Zahns dauerhaft und vermittelt dem Patienten in kürzester Zeit das Gefühl, er beiße wieder mit dem eigenen Zahn zu. Um den enormen Belastungen durch Kaubewegungen, nächtliches Knirschen oder stressbedingtes Zusammenpressen des Kiefers standzuhalten, muss ein Implantat fest mit dem Kieferknochengewebe verbunden sein. Die künstliche Zahnwurzel besteht deshalb aus Titan, das sich elektrochemisch so neutral verhält, dass der Körper keine Immunabwehr zeigt. Eine speziell geformte und beschichtete Oberfläche fördert die Knochenanlagerung und sorgt dafür, dass sich die Knochenzellen ganz natürlich und dicht anlagern. Nach der Einheilzeit, der sogenannten Osseointegration, hat sich das Implantat fest mit dem Knochengewebe verbunden. Ein Verbindungsstück (= Abutment), das heute meist aus zahnfarbenem Zirkonoxid hergestellt wird, verbindet das Implantat und die vom Zahntechniker aus bioverträglicher, belastbarer und zahnfarbener Dentalkeramik hergestellte, dem natürlichen Zahn perfekt nachgebildete Zahnkrone fest miteinander.

12.3 Die Vorteile überwiegen

Eine Einzelzahnlücke konnte früher nur mit einer festsitzenden Brücke geschlossen werden. Zu diesem Zweck mussten die gesunden Nachbarzähne beschliffen werden. Mit einem Einzelzahnimplantat kann Zahnsubstanz erhalten werden. Außerdem überträgt ein Implantat die Kaukräfte in den Kieferknochen, der durch dieses Training erhalten bleibt und sich nicht, wie unter dem Brückenglied, allmählich zurückbildet. Die große Herausforderung für den Zahnarzt besteht darin, den girlandenartigen Zahnfleischverlauf über dem Zahn wieder herzustellen und langfristig zu erhalten. Dazu gehört neben dem ästhetischen Verständnis, der Erfahrung und dem Know-how des implantologisch arbeitenden Zahnarztes auch die Verwendung der optimalen Implantatprodukte. Ähnlich vorteilhaft stellt sich die Schließung von größeren Zahnlücken mit implantatgetragen Brücken oder die Versorgung von völlig zahnlosen Kiefern mit einer implantatgetragenen Prothese dar. Durch perfekte Funktion, sicheren Halt und ein natürlicheres Zahngefühl gewinnt der Patient im Umgang mit anderen Menschen an Sicherheit, lacht wieder mehr und nimmt aktiver am Leben teil.

12.4 Medizinische Voraussetzungen

Eine implantologische Behandlung setzt ein ausreichendes Angebot an Kieferknochen voraus, das vor der Behandlung exakt ausgemessen wird. Der Zeitpunkt für eine Implantatbehandlung sollte daher immer zeitnah dem Verlust eines Zahnes gewählt werden. Hat sich der Kiefer infolge längerer Zahnlosigkeit nämlich zurückgebildet, muss er unter Umständen erst mit autologem, d.h. körpereigenem Knochen oder mit Knochenersatzmaterialien aufgebaut werden. Heute ist es sogar möglich, Knochenaufbau und Implantation in einer einzigen Operation durchführen. Wichtig ist hier, den Knochenaufbau immer im Hinblick auf die künftige Ästhetik des Zahnfleisches hin zu gestalten. Eine weitere Voraussetzung für eine Implantattherapie sind gut gepflegte Zähne und ein gesundes Zahnfleisch, die im Übrigen auch maßgebliche Kriterien für den langfristigen Erfolg der Behandlung mit Implantaten darstellen. Einige wenige chronische Erkrankungen oder starkes Rauchen können Risiken für die Einheilung des Implantats darstellen. Im Einzelfall entscheidet der Spezialist nach einer umfassenden Anamnese und einem ausführlichen Gespräch mit dem Patienten über die optimale Therapie.

12.5 Behandlungsablauf

Grundsätzlich gehen jeder Implantatbehandlung eine umfassende zahnärztliche Untersuchung, Anamnese und professionelle Zahnreinigung voraus. Es folgt ein eingehendes und vertrauensvolles Beratungsgespräch zwischen Zahnarzt und Patient, in dem der Patient über Therapiealternativen, eventuelle Risiken, Behandlungszeitraum und -kosten aufgeklärt wird. Implantation und prothetische Versorgung müssen nicht zwangsläufig von ein und demselben Behandler durchgeführt werden. Oft überweist der Zahnarzt seinen Patienten für die Implantation an einen implantologisch routinierteren Oralchirurgen und führt die Behandlung nach erfolgreicher Einheilzeit des Implantats zu Ende. Das ist gängige Praxis. Anhand von Röntgenbildern oder Computertomografien wird die erforderliche Länge sowie der Durchmesser des einzusetzenden Implantats berechnet und die optimale Position festgelegt. Die Planungsdaten werden mittels einer speziellen Schablone auf den Kiefer übertragen. Moderne Verfahren setzen hierzu auch Navigationscomputer ein, welche die ermittelten Daten während des Eingriffs am Bildschirm anzeigen.

12.6 Zweizeitige Implantation

Unter örtlicher Betäubung – auch Dämmerschlafnarkose – wird der erste von insgesamt zwei Eingriffen vorgenommen, die Implantation. Dank hoch entwickelter Instrumente und standardisierter OP-Techniken gestaltet sich der Eingriff für den Patienten als stressfrei, dauert pro Implantat in der Regel nicht länger als eine halbe Stunde und verläuft fast blutlos. Danach wird die kleine Schnittwunde vernäht und der Patient erhält ein Provisorium. Nach einer ca. 3- bis 6-monatigen Einheilzeit erfolgt der zweite Eingriff. Wieder unter örtlicher Betäubung wird das Implantat freigelegt. Zum Anpassen des endgültigen Zahnersatzes wird das Abutment in das Implantat eingeschraubt und der im Labor gefertigte Zahnersatz fest eingegliedert oder ggf. noch einmal im Labor verfeinert. Auch hierbei handelt es sich um einen kleinen Eingriff.

12.7 Einzeitige Implantation

Diese Methode, bei der Implantation und Verschraubung mit dem Abutment im Rahmen eines OP-Termins vorgenommen werden, empfiehlt sich nur bei festem Knochen und ausreichender Primärstabilität, da das Implantat ja sofort belastet wird. Der erfahrene Implantologe entscheidet sich oft erst während der Operation und nicht allein auf der Grundlage seiner Unterlagen für oder gegen eine Sofortbelastung. Auch eine Vollprothese kann heute im einzeitigen Verfahren innerhalb einer Stunde fest mit Implantaten im Kiefer verankert werden.

12.8 Exkurs: Ästhetik und Funktionalität

In die Behandlungsplanung für den neuen Zahn, bestehend aus Implantat und Zahnkrone, werden ästhetische und funktionelle Kriterien einbezogen. Der routinierte Zahnarzt bezieht bei der ästhetischen Planung die individuellen Gesetzmäßigkeiten des Gesichts des Patienten, dessen Alter und Geschlecht in seine Überlegungen ein. Diese betreffen Form, Größe und Stellung der Zähne zueinander sowie deren direktes Verhältnis zur Kiefer-, Lippen- und Gesichtsform. Bei der Gestaltung von natürlichem Zahnersatz spielt darüber hinaus die Zahnoberflächenstruktur eine wesentliche Rolle. Der Zahntechniker im Labor muss Glanzgrad oder feine Rillen mit Dentalkeramiken exakt nachbilden und außerdem die richtige Zahnfarbe treffen. Eine Farbanpassung anhand keramischer Muster direkt am Patienten und bei Tageslicht erweist sich als sinnvoll.

Nun nützt der schönste Zahn wenig, wenn er nicht auch funktionstüchtig ist. Kleinste Fehler in der Restauration von Zahnersatz führen nämlich dazu, dass Zahnreihen nicht mehr richtig aufeinander passen. Die unregelmäßige Verteilung der Kaukräfte hat Fehlbelastungen der Kiefergelenke zur Folge, welche die Kiefermuskulatur auszugleichen sucht. Es kommt zu muskulären Verspannungen der Hals- und Schultermuskulatur. Zähneknirschen führt zu Zahnschmelzverlust, Spannungskopfschmerzen und Rückenbeschwerden. Unter Einsatz gnathologischer (= Lehre des harmonischen Zusammenspiels aller Elemente des Kauorgans) Analyseinstrumente, wie z.B. eines Artikulators, simuliert der Zahnarzt die individuellen Kaubewegungen des Patienten und kann dabei die einwirkenden Kräfte exakt nachvollziehen.

12.9 Wie lange hält ein Implantat?

Klinischen Langzeitstudien zufolge sind von allen Implantaten, die vor 10 Jahren eingesetzt wurden, heute noch etwa 95% voll funktionstüchtig. Die beste Voraussetzung für eine lange Lebensdauer ist eine gute Mundhygiene.

Kosten: Je Implantat ist mit Kosten ab ca. 1500 Euro zzgl. Zahnersatz zu rechnen. Die gesetzlichen Krankenkassen zahlen die Implantatbehandlung grundsätzlich nicht, steuern aber einen befundorientierten Festzuschuss bei, wenn sich der Patient entschließt, seine Zahnlücke statt mit einer Brücke mit einem Implantat schließen zu lassen. Die Privaten Krankenversicherungen übernehmen in der Regel die Implantattherapie.

13 Wichtige (Internet-)Adressen

Gesellschaft für Ästhetische Chirurgie Deutschlands e.V. (GÄCD)
Königsteiner Straße 55a
D-65812 Bad Soden am Taunus
Tel.: +49 (0) 61 96/65 24 92 3
Fax: +49 (0) 61 96/65 24 92 5
Internet: www.gacd.de
E-Mail: info@gacd.de

Deutsche Gesellschaft für Dermatochirurgie und Ästhetik e.V. (DGDA)
CAS Rosenparkklinik GmbH
Seeheimer Straße 3
D-64297 Darmstadt
Tel.: +49 (0) 61 51/10 123 0
Fax: +49 (0) 61 51/10 123 10
Internet: www.dgda.de
E-Mail: info@dgda.de

Vereinigung für Operative Dermatologie e.V. (VOD)
Prof. Dr. med. U. Hohenleutner
Klinik für Dermatologie, Universität Regensburg
Franz-Josef-Strauß-Allee 11
93053 Regensburg
Tel.: +49 (0) 9 41/9 44 96 03
Fax: +49 (0) 9 41/9 44 96 08
Internet: www.vod-online.de
E-Mail: ulrich.hohenleutner@klinik.uni-regensburg.de

Vereinigung der Deutschen Plastischen, Rekonstruktiven und Ästhetischen Chirurgen e.V. (DGPRÄC)
Langenbeck-Virchow-Haus
Luisenstraße 58–59
D-10117 Berlin
Tel.: +49 (0) 30/28 00 44 50
Fax: +49 (0) 30/28 00 44 59
Internet: www.plastische-chirurgie.de
E-Mail: info@plastische-chirurgie.de

Vereinigung der Deutschen Ästhetisch-Plastischen Chirurgen e.V. (VDÄPC)
Langenbeck-Virchow-Haus
Luisenstraße 58–59
D-10117 Berlin
Tel.: +49 (0) 30/28 00 44 30
Fax: +49 (0) 30/28 00 44 39
Internet: www.vdaepc.de
E-Mail: info@vdaepc.de

Deutsche Gesellschaft für Ästhetisch-Plastische Chirurgie e.V. (DGÄPC)
Großbeerenstraße 28c
D-10965 Berlin
Tel.: +49 (0) 30/8 87 10 22 00
Fax: +49 (0) 30/8 87 10 22 01
Internet: www.dgaepc.de
E-Mail: info@dgaepc.de

Deutsche Gesellschaft für Plastische und Wiederherstellungschirurgie e.V. (DGPW)
Diakoniekrankenhaus Rotenburg (Wümme) gGmbH
Elise-Averdieck-Str. 17
D-27356 Rotenburg (Wümme)
Tel.: +49 (0) 42 61/77 21 26, 77 21 27
Fax: +49 (0) 42 61/77 21 28
Internet: www.dgpw.de
E-Mail: info@dgpw.de

Deutsche Gesellschaft für Gynäkologie und Geburtshilfe e.V. (DGGG)
Robert-Koch-Platz 7
10115 Berlin
Tel.: +49 (0) 30/5 14 88 33
Fax: +49 (0) 30/51 48 83 44
Internet: www.dggg.de
E-Mail: info@dggg.de

Deutsche Gesellschaft für Hals-Nasen-Ohren-Heilkunde,
Kopf- und Hals-Chirurgie
Hittorfstraße 7
D-53129 Bonn
Tel.: +49 (0) 2 28/23 17 70
Fax: +49 (0) 2 28/23 93 85
Internet: www.hno.org
E-Mail: info@hno.org

Deutsche Gesellschaft für Ästhetische Zahnheilkunde e.V. (DGÄZ)
Bilzstraße 5
D-56457 Westerburg
Tel.: +49 (0) 26 63/91 67 31
Fax: +49 (0) 26 63/91 67 32
Internet: www.dgaez.de
E-Mail: dgaez@t-online.de

Deutsche Gesellschaft für Zahn-, Mund- und Kieferheilkunde e.V.
(DGZMK)
Liesegangstraße 17a
D-40211 Düsseldorf
Tel.: +49 (0) 2 11/6 10 19 80
Fax: +49 (0) 2 11/61 01 98 11
Internet: www.dgzmk.de
E-Mail: dgzmk@t-online.de

Arztsuche

www.arzt-auskunft.de
www.medfuehrer.de
www.lifeline.de (Forum – Schönheits-OP)
www.portal-der-schoenheit.de
www.chirurgencheck.com
www.faltenunterspritzung.de

Bildquellennachweis

Abb. 11.1: verändert aus E. Rabe (Hrsg.): Grundlagen der Phlebologie. 3. Aufl. 2003, Viavital Verlag, Essen

Abb. 11.2: Abdruck mit freundlicher Genehmigung der Chemischen Fabrik Kreussler & Co. GmbH

Abb. 11.3: Abdruck mit freundlicher Genehmigung von TransLite
VeinLite is a registered trademark of TransLite, Sugar Land, Texas, USA
Bezugsquelle für Europa: Dipl.-Vw. Norbert Artner – MedTech Innovations, E-Mail: veinlite_europe@yahoo.de

Abb. 11.4: Abdruck mit freundlicher Genehmigung der LaserPoint AG

Stichwortverzeichnis